人が病気になる たった2つの原因

低酸素・低体温
の体質を変えて
健康長寿!

The Only Two Causes
of All Diseases

新潟大学大学院教授
医学博士
安保 徹

講談社

はじめに　病気のほとんどはストレスから

私は専門である免疫《めんえき》学の分野を中心に、これまで様々な発見をし、そのたびに生命の世界の新しい扉が開かれてくるのを感じてきました。

たとえば、読者の皆さんによく知られた発見としては、「白血球の自律神経支配の法則」があるでしょう。

私たちの体を守る免疫細胞＝白血球の働きが、体を無意識下でコントロールしている自律神経の働きと密接な関係にあることを解き明かしたものですが、この法則を理解していく過程で、私はある単純なことに気づきました。

――それは、病気のほとんどはストレスによって生じるということです。

言葉にすると単純ですが、あまりに単純すぎて、多くの人はここに生命の本質を見ようとしません。代わりに余計なことをたくさん考え、病気を難しく解釈し、かえって病気になる人が増えるようになりました。

これまで私が行ってきたのは、この難しくなってしまった病気の概念を、ストレスをキーワードに、わかりやすく解こうというものだったのかもしれません。

おかげで様々な謎解きができるようになり、私のお伝えする生命の世界に興味を持ってくださる方もずいぶん増えてきました。また、喜ばしいことに、安保免疫理論で生き方を見直すことで、ガンなどの病気から脱却できた方や、健康に生きるコツをつかむことができたという方も少なくないようです。

ただこの数年、こうして自分の発見してきた世界がすべてではない、この先にはさらに大きな世界が広がっていると感じるようになりました。

そして、いくつかの決定的な気づきを得ることで、これまでの理論を塗り替える生命の世界の全容を、ようやくつかむことができました。

その成果が本書には凝縮されています。好評を博した『免疫革命』を上梓《じょうし》して以来の一冊、あるいは私の集大成となる本といっていいかもしれません。

私が注目したのは、これまで重視してきた免疫や自律神経ではなく、活動エネルギーを生み出す細胞の働きです。

本書で詳しくお話ししますが、私たちは六〇兆ある細胞のなかに、性質の異なる二つのエネルギー工場を持っています。このエネルギー工場をうまく使い分けることで、人間はここまで進化してきたわけですが、じつはこの細胞のエネルギー系にこそ、人が病気になる決定的なカギが隠されていたのです。

本書では、こうした点をふまえ、人が病気になる原因を二つに絞り、様々な角度から解説しています。ストレスと呼んできたものを、さらに具体化することで、二つの原因が浮かび上がってきたといっていいでしょう。

難しく考える必要はありません、意識することは「たった二つ」でいいのです。

この二つの意味さえわかれば、医者に必要以上に頼らずとも、自分自身で病気になった原因がつかめるようになります。もちろん、治すための対策も見えてくるでしょう。ガンを恐れる気持ちも薄らいでいくはずです。

私たちの生命は、人体の様々な働きの絶妙なバランスのもとで成り立っています。そうした生命の世界の本質に触れることができれば誰もが感動し、生きることのすばらしさを体感するはずです。

病気になることも含め、そこには深い知恵が宿っています。この深い知恵の本質を知り、人生のなかで活《い》かしていきたいと思いませんか？　これまでの医療には、そうした視点がありませんでした。目の前の症状ばかりに着目し、肝心《かんじん》の生命の世界が置き去りにされていたのです。

本書で詳しく述べるように、人類はついにガンすらも克服したのです。すべての病気を回避するための本当の答えが見つかったわけですから、この本で発表することは、「百年に一度」の大発見になると思っています。

意識の転換を図るためにも、心身のバランスのとれた本当の健康を手に入れるためにも、本書をじっくりとお読みください。

二〇一〇年七月

安保《あぼ》徹《とおる》

目次◉人が病気になるたった2つの原因　低酸素・低体温の体質を変えて健康長寿！

はじめに　病気のほんどはストレスから

第一章　ガンは「ありふれた病気」

第三章　ストレスの本当の役割

第四章　調和した生き方とは何か

第五章　意外に知られていない男女の違い

第六章　血液ドロドロの効用

第七章　医者が薬に頼る理由

第八章　栄養学が忘れた重要なこと

人が病気になるたった2つの原因

低酸素・低体温の体質を変えて健康長寿！

第一章

ガンは「ありふれた病気」

「ガンも体の知恵の一つ」

まず、多くの人が関心を持っているガンという病気を切り口に、生命の世界の本質に迫ってみることにしましょう。

忘れもしない二〇〇八年一月一〇日、私は「ガンはありふれた病気にすぎない」という深い気づきを得ました。

そのときの状況は後述しますが、これは人間の生命の働きを探っていくことで浮かび上がってくる一つの事実です。

もちろん、現代医学ではガンを難病のように扱っているのが現実でしょう。おそらくこの本をお読みになるほとんどの人も、ガンを死に至る病であると思い、恐れているのではないでしょうか。

実際、これだけ医療が進歩しながらガンが減る気配はいっこうになく、むしろ増えています。厚生労働省の調査では、年間六〇万人がガンにかかり、そのうち約三〇万人が亡くなっているといいます。ガンの五年生存率は四割程度で、ガンと診断されて五年以内に半数以上の人が亡くなっているのです。

「ありふれた病気」であるにもかかわらず、こうもガンがはびこってしまうのはなぜなのか？　私はこれまで、現代医学のガン治療に問題がある点を再三にわたって指摘してきました。

現代医学のガン治療といえば、手術、抗ガン剤治療、放射線治療が三大療法として知られていますが、どれも症状を一時的に抑え込むだけで、「ガンになる条件」を取り除くものではありません。そのため、つらい思いをしてガンの病巣を取り除いても、数ヵ月から数年で再発することが多いのです。

しかも、病巣と一緒に周囲の健康な細胞までも傷つけられてしまうため、再発を繰り返すほど、ガンに立ち向かう力が失われてしまいます。また、抗ガン剤や放射線に関しては副作用の問題も考えなければならないでしょう。

これだけのリスクがあるにもかかわらず、多くの医師が三大療法にしがみつくのは、ほかに有効な方法が思いつかないから、もっといえば、ガンの根本原因を十分に理解していないからだと私は考えています。

人はなぜガンになるのか？　それは決して難しいものではなく、働きすぎや心の悩みなどによるストレスと、それによる血流障害、すなわち冷えが主な原因です。なぜなら、こうしたストレスや血流障害が重なることで、私たちの体にガンになる条件が整ってしまうからです。

このガンになる条件については後述しますが、一般的に語られている発ガン物質がここに当てはまるわけではありません。

発ガン物質というと、魚や肉のコゲ、あるいは、食品添加物、タバコ、紫外線、カビなどが知られていますが、これらはせいぜいガンになる引き金にすぎません。常識的に考えて、魚や肉のコゲばかり食べているからガンになるというのはおかしな話です。少なくとも第一原因といえないことは、誰にでもわかります。

タバコや紫外線が発ガンの原因として問題にされることもありますが、タバコを吸っていても元気な人はいます。紫外線にしても、それほどリスクが高いのなら、日光浴など誰もできなくなってしまうでしょう。

ガンとまったく無関係といえるわけではありませんが、あまりこだわりすぎるのは考えものです。そもそも、こうした要因を挙げても、現場の医師にとってはまるで役に立ちません。というのも、発ガン物質にこだわるかぎり、結果的にガンの原因が特定できないまま、とにかく目先の症状を取り除くことに意識を向けるようになるからです。

これでは原因が置き去りにされていますから、根治《こんじ》はできません。自分でもわからないままに「ガンになる条件」を作り出してしまい、再発を繰り返すことになるのです。

――こうした苦しみの世界から抜け出したいと思いませんか？

あなたがそう強く望むのならば、発ガン物質のような外部要因に注目をする前に、もっと自分の内部に目を向けてみてください。

ガンになるということも含め、それは生命の働きの一つです。表面的な善悪の観念をとりはらえば、ガンもまた体の知恵であることがわかってきます。

ガン以外の病気にしても、すべては体の知恵であり、決して間違いで起こるものではありません。この意味がわかると、病気に対する考え方がガラリと変わります。ガンを排除しようとばかりする三大療法の欠点も見えてくるでしょう。

ただ副作用が怖いから、再発のリスクがあるから避けようというのではなく、もっと前向きな気持ちでガンという病気に向き合えるようになるはずなのです。

「成功の繰り返しで生まれるガン」

ガンになることも体の知恵の一つである……こうした私の言葉に、違和感をおぼえた人もいるかもしれません。

なにしろ現代医学では、ガンは遺伝子の変異によって生み出されるととらえられています。体の知恵どころか、ガンは体の失敗作であり、トラブルや間違いによって起こるものだという認識なのです。

実際、細胞の増殖をコントロールする遺伝子がトラブルを起こすとガン遺伝子に変化し、ガン細胞が無制限に増殖するようになります。

また、こうしたガン遺伝子の働きは、通常ならばガン化を抑制する遺伝子（ガン抑制遺伝子）の働きによって制御されていますが、この抑制遺伝子に異常が現れると、細胞は異常増殖を繰り返すようになります。

つまり、ガン遺伝子が活性化するか、ガン抑制遺伝子が機能しないか、ガンはこのどちらかの過程で引き起こされるということになります。

こうした遺伝子の変異そのものは実際にあるのでしょう。しかし、これらの現象を単純につなげただけでは、ガンという病気の本質は見えてきません。ガンになるのは体の間違いであるというところを出発点にしているからです。

私が発見し、お伝えしたいと思っているのは、こうしたとらえ方とはまったく異なるものです。これから解説していきますが、ガンはある目的に向かって、整然としたプロセスをたどってできるものであるからです。

ガンは一般的に思われているような失敗作などではありません。ガンになる条件が整えば必ずガンになるわけですから、失敗どころか、「成功の繰り返しによって生まれている」といったほうが自然です。

何かの間違いでガンになってしまうわけではなく、ちゃんとした理由があって、起こるべくして起こる。ガン発症のメカニズムを調べていくと、そこには何の不思議もないことが見えてきます。

ですから、この条件を理解し、取り除いていくように努力すればガンの増殖は抑えられ、自然退縮が始まることもわかるでしょう。ガンから生還を遂げた人は、末期ガンだった人も含め、じつは例外なくこのプロセスをたどっているのです。

では、この条件とは何でしょうか？　私はそれを低酸素と低体温であるととらえています。**ガンは、ストレスによって低酸素・低体温の状態が日常化したとき、体の細胞がガン化して生まれるのです。**これが答えのすべてになります。

「病気は悪か？」

ガンの原因は低酸素・低体温の持続にある……こういっても、すぐにピンとくる人は少ないかもしれません。ここでは日常生活の場面を例にとりながら、この点について考えてみることにしましょう。

冒頭で私は、ガンは日常生活での働きすぎや心の悩みなどのストレスによって引き起こされるとお話ししました。

こうした状況に陥ったときの自分自身を思い浮かべてください。たとえば、仕事で無理をして寝不足が重なると顔色が悪くなり、次第にほおがこけてくるでしょう。そうなれば自然と体温も下がり、酸欠状態にもなります。また、心配事が重なるなどしてメンタルな面でストレスがたまっても、血流が悪くなり、顔が青ざめ、呼吸が浅くなるでしょう。

これが、私がいう低酸素・低体温の状態です。しっかりと休息をとり、体を温めれば脱却できますが、忙しさにかまけて放っておくと、この状態が日常化します。

これが体に良くないことはわかると思いますが、ではこうした低酸素・低体温状態がなぜガンの発症につながってしまうのでしょう？

まず理解してほしいのは、恒温《こうおん》動物である人間には一定の酸素と温度が必要だということです。この二つの条件が得られなくなれば当然、生きにくくなります。その結果が、顔色が悪くなるといった形で現れるわけですが、体はこうした状態から抜け出そうと、これに適応できる細胞を新しく作り出します。

じつはそれがガン細胞なのです。ガンは低酸素・低体温の環境に対する適応現象として現れるもの。ガンになる理由は、それ以上に複雑なものではありません。

遺伝子などをわざわざ持ち出さなくても、自分自身の日常生活を振り返れば、なぜガンになったかが見えてきます。もちろん、三大療法に依存しなくとも、低酸素・低体温状態に陥った生活を見直していくことで、治癒させることもできます。

ガンになるということは、要はその人の生き方の問題なのです。これが大前提にあることをまず理解する必要があります。遺伝子や発ガン物質に原因を求めてしまうと、こうした肝心な点がぼやけてしまいます。

低酸素・低体温状態に陥ってしまうような自分の生き方を振り返ることなく、それどころか、この状態に適応しようとした細胞、すなわちガン細胞を悪者扱いし、ただ取り除こうとするだけでは、ガンは決してなくなりません。

ガンは自分の体に悪さをする存在ではなく、生きにくい状況に適応しようとする体の知恵そのものです。低酸素・低体温の状態に適応し、最大限のエネルギーを発揮する存在といってもいいかもしれません。ガンは必死になって生き延びようとしているだけで、広い意味では、あなた自身の体がそうやって延命を図っているのです。

それを忌《い》み嫌って、ただ取り除こうと考えることが何を意味するかわかるでしょうか？

――ガンは適応現象であり、体の失敗で生まれたものではない。

こうしたとらえ方ができるか否《いな》かで、ガンになったときの対応の仕方も、心の持ちようも大きく違ってきます。ガンを死に至る病気であるととらえて恐れる気持ちも、きっと変わってくるでしょう。

ガンだけに限りません。現代医学が陥っている「病気は悪である」という発想そのものにも、大きな疑問符がつけられるはずなのです。

有酸素と無酸素とガン

では、低酸素・低体温の状態のとき、なぜ細胞はガン化してしまうのか？　次にこの点について考えていきましょう。

まず大前提として理解しておきたいのは、生命活動の根幹にある細胞内のエネルギー産生の仕組みについてです。

私たちの体は、食べ物の栄養素や呼吸から得た酸素を細胞まで運び、活動エネルギーに変えることで生き続けています。人が呼吸をし、食事をするのは、全身の六〇兆もの細胞にエネルギーの原料を送り込むためであり、こうした燃料をもとにした細胞内のエネルギー産生が生命活動の基盤になっているのです。

そして、**エネルギー産生のシステムは、「解糖系」と「ミトコンドリア系」という二つのプロセスに分けることができます。わかりやすくいえば、人間には細胞内に、性質の異なる二つのエネルギー工場があるのです。**

まず解糖系についてですが、これは食べ物から得られる栄養素をエネルギーに変換するシステムです。

原料になるのは主にブドウ糖（糖質）ですが、糖を分解するだけの単純なシステムなのですぐにエネルギーが作り出せるのが特徴です。ただ、即効性がある分、一度に作り出せる量は決して多くはありません。

これに対してミトコンドリア系は、解糖系で分解された栄養素などに加え、呼吸によって得られた酸素など、ほかの多くの要素も関わっています。

細胞内のミトコンドリアという器官で栄養素から水素（H）を取り出し、酸素（O）と結びつけ、水（H_2O）を作り出す過程で、解糖系とは比較にならない多量のエネルギーを生み出すことができます。

生物はこうしたミトコンドリア系の膨大なエネルギーを獲得することで進化の切符を手に入れたわけですが、工程がとても複雑なため、瞬時にエネルギーが必要なときには、シンプルな解糖系が必要になります。

解糖系とミトコンドリア系のエネルギー産生は、専門的には、嫌気性（酸素を嫌う）と好気性（酸素を好む）と呼ばれています。私たちの体は細胞内の二つのシステムを使い分けることで、外界の様々な環境に適応して生きているのです。

難しいと感じた人は、単純に次のように理解するのもいいでしょう。

解糖系＝無酸素運動
ミトコンドリア系＝有酸素運動

たとえば、瞬時にエネルギーが生み出せる解糖系＝無酸素運動は、短距離走のように素早い動作を行うときに必要になります。

実際に試してみるとわかりますが、人は全速力で走るとき、息を止めて無酸素状態になっています。そうでなければ全力疾走はできません。素早い動作というのは、すべてが嫌気性の無酸素運動なのです。

もちろん、無酸素の世界は長続きできるものではありません。全速力で走るとすぐに疲れ、動きが止まってしまいますが、それはブドウ糖が分解される過程で疲労物質である乳酸などが作られるからです。

細胞に備わった２つのエネルギー製造工場

	解糖系	ミトコンドリア系
原　料	食べ物の栄養素 （糖質）	食べ物の栄養素 （糖質・脂質・たんぱく質）＋酸素・日光など
エネルギーの量	少ない	多い
作られる場所	細胞質	ミトコンドリア
利用される場所	白筋・皮膚・精子など	赤筋・脳・心臓・肝臓・卵子など
特　徴	●瞬発力と分裂 ●即効性 ●嫌気性（酸素が嫌い）	●持久力と成熟 ●エネルギー量産 ●好気性（酸素が好き）

私たちの体を構成する細胞のなかには、性質の異なる２つのエネルギー製造工場（解糖系とミトコンドリア系）があります。この２つの工場をうまく使い分けることが、バランスのとれた生き方につながるのです。

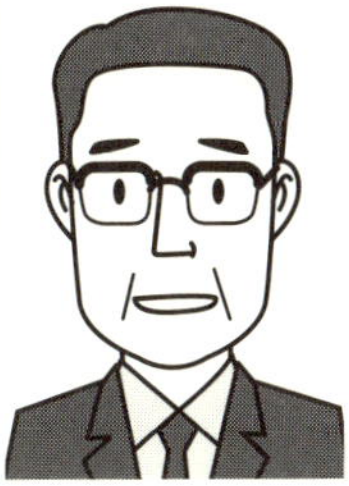

そのため持続力が必要になるときは、解糖系からミトコンドリア系のエネルギーに切り替わります。マラソン選手のように長時間にわたって運動が持続できる人は、ミトコンドリア系をうまく活用しているのです。

「ガンが分裂する条件」

以上の点をふまえると、生命活動で生み出されるエネルギーは次の二つの特徴としてとらえることもできます。

解糖系＝瞬発力
ミトコンドリア系＝持続力

瞬発力と持続力は、状況に応じて切り替わるものですが、体の部位ごとに、それぞれどちらが優位に働くかも決まっています。

たとえば、瞬発的な動きに用いられるのは、ミトコンドリアの少ない細胞で構成された白筋（速筋）という筋肉です。これに対し、持続的な動きでは、ミトコンドリアの多い赤筋

（遅筋）が用いられます。

ミトコンドリアの多い筋肉が赤い色をしているのは、ミトコンドリアに運ばれた酸素が呼吸酵素に含まれる鉄によって運搬されるため。

鉄はもともと白い色をしていますが、酸素が加わることで赤に変化します。有酸素運動が体にいいとされるのは、赤筋に酸素を多く運搬でき、ミトコンドリアのエネルギー産生が活性化されるからなのです。

ただ、赤筋を鍛えるだけでは筋骨隆々《りゅうりゅう》にはなりません。筋肉量を増やすには筋肉を構成する細胞がどんどんと分裂していく必要がありますが、この分裂は無酸素の状態でなければ引き起こされないからです。

ガッシリした筋肉質の体をつくるには、酸素を必要としない白筋の働き、すなわち解糖系のエネルギー産生が必要になります。詳しくは第二章でお伝えしますが、人間は赤筋（持続力＝ミトコンドリア系）と白筋（瞬発力＝解糖系）の両方の筋肉をバランスよく兼ね備えているのが特徴なのです。

こうした体の働きをふまえると、なぜ低酸素・低体温が細胞のガン化をうながしてしまうのかも見えてきます。

カギになるのは、解糖系の働きです。瞬発力の母体である解糖系は、細胞分裂の際にも働いているとお話ししました。ガン細胞も分裂によって増殖を繰り返します。低酸素・低体温の状態は解糖系優位の状態と重なるでしょう。

すなわち、**解糖系とミトコンドリア系のバランスが崩れてしまい、無酸素の解糖系ばかりが稼働するようになったとき、ガン細胞が生み出されやすくなるのです。**

身に迫った危機を乗り越えるための反応

このガンと解糖系の関係は、生命の進化とも関係しています。

酸素によって膨大なエネルギーを生み出すミトコンドリアという器官は、じつはすべての生物に備わっているものではありません。

ミトコンドリアを持っているのは、細胞内に核を持った真核《しんかく》生物（動物、植物、菌類など）だけ。核を持っていない細菌のような原核《げんかく》生物の多くは酸素を必要とせず、分裂だけ、つまり解糖系だけで増殖を繰り返します。

その意味では、細胞がガン化するということは、低酸素・低体温でも適応できる原核生物への先祖返りということもできるでしょう。

もちろん、真核生物のなかで最も進化した人間も、その一つ一つの細胞は、原核生物と同様、分裂によって新陳代謝《しんちんたいしゃ》しているわけですから、解糖系＝分裂の世界がすべてガンに結びついているわけではありません。

たとえば、生殖細胞の一つである精子は、低酸素・低体温の状態で活性化し、分裂を繰り返します。

男性の生殖器が体の外に出ているのも、精子を冷やし分裂をうながすためだといえばわかるでしょう。女性の卵子は温めることが成熟の絶対条件ですが、男性の場合、部分的には冷やすことも大事なのです。寒いからと厚着ばかりしていると体が蒸れて、精子の分裂が抑えられてしまいます。

余談になりますが、近年問題視されている男性の精子の減少は、ダイオキシンのような環境ホルモンの影響ばかりではなく、暖かい場所でぬくぬくと過ごし、股間を冷やさなくなった生活習慣にあるともいえるのです。

また、皮膚の細胞も分裂しやすい傾向にあります。冬に裸足《はだし》で過ごしている人の足裏の皮膚が厚くなるのも、寒さによって細胞の分裂がうながされるためです。逆に温かくすると柔《やわ》肌《はだ》になります。

実際、私も試しましたが、湯たんぽを皮膚に当てておくだけでも皮膚が薄くなり、血管が透けてくるのがわかります。これは温めることでミトコンドリア系の働きが優位になり、分裂の条件が整わなくなるためです。

こうして考えれば、細胞のガン化も、温めることで抑制できることが見えてきます。私たちの体は、部分的には冷やすことも大切ですが、全体的に見れば、冷やしすぎることでガンの条件が整いやすくなってしまいます。

冬の寒さにさらされる状況を思い浮かべればわかりますが、冷える＝低体温ということは、ストレスがたまりやすい状態でもあるはずです。

また、恐怖で青ざめて敵から逃げたり、あるいは逆に攻撃をしたりする状況をイメージしてみてください。呼吸が浅くなり、自然と低酸素になるはずです。また、アドレナリンが分《ぶん》泌《ぴつ》されて高血糖にもなります。

低酸素・低体温、あるいは後述しますが、高血糖も高血圧も、体にとってはストレスの多い、負担のかかる状態です。病気の原因といってもいいでしょう。

しかし、それは身に迫った危機を乗り越えるための反応であり、本来、適応現象と呼べるものです。そう考えれば、病気と呼ばれる現象は、体の働きが悪くて陥ってしまったものではないことがわかるでしょう。

実際、顕微鏡で観察すると、ガンがとてもまじめに、一生懸命に分裂しているのがわかります。いろいろな先入観をはずしてありのままに見れば、その働きはけなげで、とても悪い

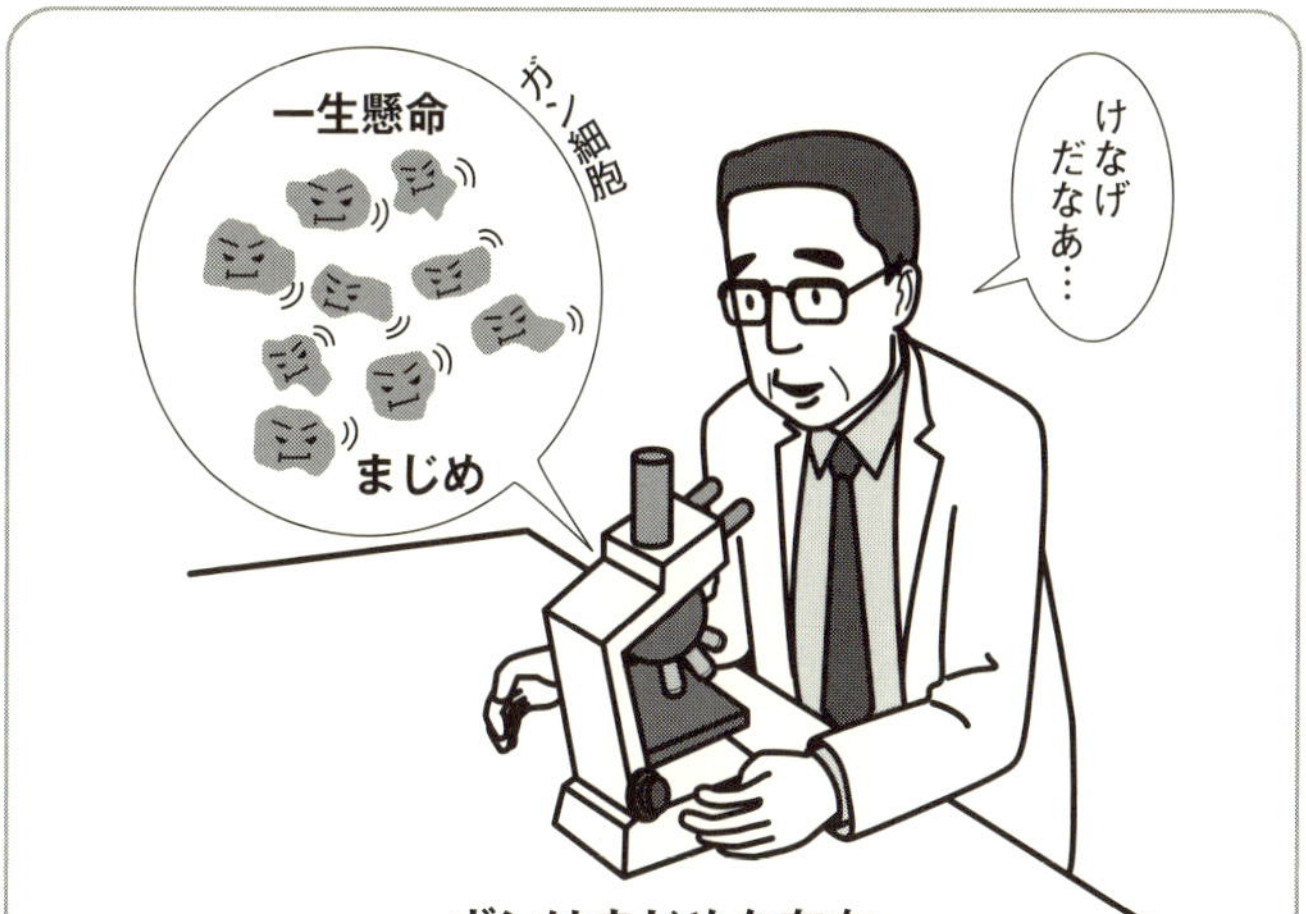

ガンはまじめな存在

存在には思えません。

これは体が正常に反応した結果ですが、**長時間労働や心配事などで低酸素・低体温状態が持続すると、ガン細胞を生み出す解糖系の世界にどんどんと入り込んでいきます。**そして、最後は個体の死を迎えるのです。

「過ぎたるは及ばざるがごとし」であることは確かですが、細胞がガン化することをただの体の失敗と見るか、適応現象として見るかで、病気への対処法も、その人の生き方も、大きく変わってくることがわかると思います。

繰り返しますが、ガンはありふれた日常のなかで生まれる病気です。現代医学がそれを難しく解釈し、治らない病気にしてしまっているのです。

八〇年前の研究に隠された大きなヒント

ここまでの話で、ガンの発生の仕組みが細胞内のエネルギー産生と大きく関わっていることは見えてきたと思います。

低酸素・低体温とストレスを結びつけた点は私の発見ですが、こうした発見にいたる背景には、先人たちの様々な研究の積み重ねがありました。

解糖系が優位な状況でガン細胞が増殖するという点については、すでに二〇世紀初頭、ドイツ人生化学者のオットー・ワールブルク（一八八三〜一九七〇）が指摘をし、研究を重ねてきたことです。

詳しくは第七章に譲りますが、ワールブルクは解糖系のシステムの解明に功績を残した医学界の巨人の一人で、一九三一年には「呼吸酵素」の性質などの発見でノーベル医学生理学賞を受賞しています。

このワールブルクが見いだした解糖系のシステムは、好気的＝酸素好きなミトコンドリア系と違って、嫌気的＝酸素を必要としない無酸素運動であることを思い出してください。

彼の活躍していた時代、解糖系の働きは「発酵」と表現されていました。ブドウ酒や日本酒の製造では、酸素を遮断《しゃだん》することで酵母のような真菌類が働き、発酵作用が始まります。嫌気的な環境で糖を分解する、すなわち解糖系の働きによってアルコール発酵がうながされるわけです。

お気づきかもしれませんが、ガンもまたこうしたアルコール発酵とよく似た条件下で分裂し、増殖を繰り返していきます。低酸素・低体温がガンを増殖させる条件であるというのはそのためです。

ガン細胞は、細胞としては大きなサイズであるにもかかわらず、ミトコンドリアの数が非常に少ないことが知られています。要するに、**ガン細胞は、ミトコンドリア系（＝酸素）を使わずに増殖していくのです。**

ワールブルクがガンが解糖系エネルギーによって増殖する点に着目したことは優れた先見性であり、彼の着想は「ワールブルク効果」と呼ばれ、彼の没後も様々な形で研究が進められてきました。しかし、その後の研究でガンの本質が解明されたとは言い難い状況でしょう。

一つは、先ほども触れたように、遺伝子解析が進むことでガンの原因を遺伝子の変異であるとするとらえ方が広まったため、「ガンになる条件」に目を向ける発想が失われてしまったからだと私は考えます。

また、抗ガン剤のような薬物がガン治療の主流になっていったことも、ワールブルク効果の本質を見失わせた原因の一つでしょう。

私にいわせてもらえば、ガン細胞を失敗作と見て、それを排除することが治癒につながるという発想から抜け出せないかぎり、ワールブルクの研究は生かせず、低酸素・低体温の条件下で増殖するガンに悩まされる現実も変わりません。

繰り返しになりますが、解糖系を優位にさせ、ガンを増殖させるのは、低酸素・低体温の条件下です。こうした条件に目を向けることで、ガンという病気の実体は見えてくるものなのです。

「ガンの自然退縮は簡単に起こる」

以上の点をふまえると、ガンは解糖系＝分裂の世界でこそ効率的に生きられるようになった細胞であることがわかります。

もちろん、それは体の仕組みの間違いによって生み出されたものではなく、生命に備わっている適応現象の一つです。この意味を理解することで、ガンの増殖を食い止め、自然退縮させていく方法も見えてくるのです。

私からすれば、**ガンを退縮させるのは決して難しいことではありません。ガンが適応しに**

くい環境、すなわち低酸素・低体温状態から脱却し、ミトコンドリア系が働きやすい環境に変えてあげればいいからです。

現にガンが自然退縮したという臨床例はいくらでもあります。その多くは三大療法を用いない代替《だいたい》医療のなかに見いだせます。

代替療法のなかには、自律神経免疫療法のように、体内の免疫機能を高める様々な治療法がありますが、しっかり成果を挙げているものに共通しているのは、「体を温める」効果があるということです。

低酸素・低体温で分裂の世界は支えられているわけですから、逆の環境を与えてあげればガンは活動ができなくなるのは自明のことです。体を温めることは、ガンに立ち向かう免疫細胞の働きを高めるだけでなく、解糖系を縮小させ、ガンの活動しやすい条件そのものを取り除いてしまうのです。

現代医学では、こうした科学的に導き出せる事実を無視して、ガンの早期発見、早期治療で、ただ悪者とされるガン細胞を摘み取ろうとばかり考えます。その方向でひたすら医療技術を磨き、研究を進めています。

しかし、早期発見したところでガンの発症を完全に予防できるわけではありません。そもそも、ガンは特別なものではなく、自覚できませんが、体内で毎日のように生み出されているものなのです。

早期発見で小さなガンを摘み取っても、それ自体に意味があるわけではない。放っておいても自然退縮するケースは多く、実際、ガン検診を推奨したところで発症する人の数は減りません。

ガンが心配な人は、まずは自分自身の生活を振り返り、解糖系＝無酸素運動に象徴されるような全力疾走の生活を、ミトコンドリア系優位のゆったりした生活に変えるように心がけるべきでしょう。

その具体策となるのが、体を温めることであり、ゆっくり呼吸をするということ。こうしたミトコンドリア優位の生き方がストレスを和《やわ》らげ、ガンになる条件を取り除いていってくれるのです。

真面目な人がガンになる理由

解糖系に頼った生活は、言い換えれば、ストレスの多い生活ということです。

ガンがストレスと深い関係にあるのはそのためです。ガンの本質を知りたい人は、とにかくこの点をしっかり理解するようにしてください。

私たちは本来ならば、解糖系とミトコンドリア系という二つのエネルギー経路を使い分けることで生きているのです。

解糖系を使いすぎたら酸素欠乏になって乳酸がたまり、当然疲れがたまりますから、ゆったりと休息をとってミトコンドリア系に切り替えることで、バランスがとれます。

また、悩みごとが解決できないときも、体にはストレスがたまり、低酸素・低体温の状態に陥ります。

悩むことも必要ですが、多くの人は、悩んでも解決できないとわかれば気持ちを切り替え、解糖系に偏った状態から逃れようとするでしょう。

ところが真面目な人のなかには、この切り替えがうまくできない人が少なからずいます。何かにのめり込むあまり、長期間にわたって低酸素・低体温の状態に身をさらしている人もいるでしょう。

長時間労働も、睡眠不足も、悩み続けることも、体にとっては負担のかかることで、決していいこととはいえません。ただ、体はこうした状態にも適応して、何とか生き延びようとします。

こうした偏った生き方への適応現象として細胞がガン化し、解糖系の働きを支えようとするのです。

その意味では、**私たちの体はガンになることによって体のバランスを保っているともいえます。**

これがバランスということの本当の意味なのです。この点が理解できれば、ガンは無制限に増え続けるわけではないということも見えてきます。内部環境をミトコンドリア優位に整えていけば、自然退縮していく可能性は十分にあるからです。そして実際、末期ガンから生還した人たちは数多く存在します。

ガンは決して怖くはないことがおわかりでしょう。答えがわかってしまえば、因果関係のハッキリした、生活と結びついた病気であることが理解できます。

ガンと聞くとほとんどの人が恐怖を感じるのかもしれませんが、じつはそうやって恐れる根拠は存在しないのです。恐れるとしたら、多くの人がそう思い込むことで、ガンを増進させていることでしょう。

たとえばガン検診などを受けると、そのたびに一喜一憂して、不安や恐怖と向き合わなければなりません。医者にその気はなくとも、検診をすすめることで結果的に患者のストレスを増加させ、ガンを作っている面もあるのです。

これは、健康診断や人間ドックに関しても同じことがいえます。無用なおびえを作るものであるならば、無理に続けることはありません。私自身、自律神経理論を確立し、こうした病気の仕組みを理解するようになってからは、検査と名のつくものはほとんど受けなくなりました。

そもそも、そうしたことに時間を費やすよりも、普段から心がけておきたいことはたくさんあります。検査を受けているから安心と考えるのではなく、まずは生き方のバランスが整っているかどうかを気にかける習慣をつけてください。

ストレス自体が悪いわけではありません。長時間労働をするなということでもありません。そうやって善悪でものごとを見るのではなく、どちらにも偏らない「中庸《ちゅうよう》」の状態が生命にとっては最も自然であるということです。

要は、ガンになってしまうような低い健康状態をよしとするのか、もっと快適な、心身ともに心地よい状態でバランスをとるか……。

こうしたバランスの意味がなかなかイメージできないという人は、本書のなかからそのヒントを探し出してください。

ここに書かれていることは、生命活動のなかから解き明かすことのできる、科学的な事実ばかりです。頭を柔らかくして、しっかり吸収し、自分の生き方に反映していけば、だんだんコツがわかってくるでしょう。

ガンは効率の悪い生き方から

もちろん、いくら生き方のバランスが大事といったところで、思い通りにコントロールできる人は少ないでしょう。解糖系の生き方に偏ってしまうことで、すでにガンやほかの病気を患《わずら》っている方がいるかもしれません。

一度できてしまったガンを急になくすことはできません。それはあなたがこれまで生きてきた結果なのですから、あまり慌てず、生き方を見直すきっかけができたと受け止めることが大事です。

ガンになるということは、言い換えれば、それだけ解糖系を酷使した、太く短く密度の濃い、充実した人生を生きてきたのです。若くしてガンで亡くなる人は、偏った生き方と引き換えに、通常では味わえない経験をしてきたのかもしれません。

ガンの発見が遅れて、ステージが進んでしまっていたとしても、それも天命だと諦《あきら》めるのも一つの生き方だと私は思います。現代医療に頼って治療を続けたところで、無用な苦しみが増すだけの場合が多いからです。

もちろん、そのように諦めきれないならば、ここまでお話ししたガンの性質をよく理解して、これまでの低酸素・低体温の生き方から一念発起《いちねんほっき》して脱却を図ることです。それが治癒への近道になります。

進行ガンでもすべてが死に至るわけではなく、奇跡といえるような治癒例も多々あります。

三大療法だけがガン治療のすべてだと思わず、ガンに効くとされる方法はできるかぎりトライしてみるといいでしょう。治療法を選ぶだけでなく、生き方や考え方など、見直したい項目はずいぶんあるはずです。

ガンになる人は、別の言い方をすれば、膨大なエネルギーが生み出せるミトコンドリア系の経路を有効活用していない人たちです。それは生命の進化に反する、とても効率の悪い生き方であると知る必要があります。

先ほどお話ししたように、生命はミトコンドリア系の有酸素運動を手に入れることで、ここまで進化を重ねることができたのです。

せっかく手に入れた能力を活用せず、瞬発力だけのエネルギー経路をフル稼働させ、息切れをするような生き方を続けていたら、体がガンになってしまうのも無理のない話です。

解糖系を使って精一杯生きてきた人は、ミトコンドリア系のゆったりした生き方があることをまず知ることから始めてください。もう一つの生き方があると知ることが、人生の転機になるはずです。

生き方を変える呼吸法

ミトコンドリア系を優位にするうえで、深呼吸をする、つまり体内に酸素をたっぷり取り入れることもとても大事なことです。この章の最後に、酸素の重要性についても簡単に言及しておきましょう。

病気にかかったときというのは、肩で息をする状態をイメージすればわかるように、低酸素の状態に陥ってしまっているものです。

また、怒ったりイライラしたりしたときも同様です。カッとなれば、いやでも呼吸が止まり、無呼吸になってしまいます。イライラの状態が毎日のように続けば、それもまた低酸素の状態が慢性化するのです。

呼吸が浅ければ、当然、酸素を体中の細胞に十分に届けることができなくなります。そうなれば、酸素の働きによってエネルギー産生がうながされるミトコンドリア系は作動しにくくなるでしょう。

結果として解糖系ばかりが働くことになり、低酸素・低体温が日常化し、ガンになる条件が整いやすくなるのです。

こうした体の仕組みが理解できれば、ゆっくり深い呼吸をすることが心身のバランスを整える手段の一つとなることが納得できるはずです。

昔から高僧が座禅をし、腹式呼吸を繰り返す修行を続けてきたのは、怒りやイライラや迷いを鎮《しず》め、解糖系を休ませることで、ミトコンドリア系の悟りの世界へとシフトチェンジするための知恵であったわけです。

太極拳《たいきょくけん》やヨガのような有酸素運動が健康法として尊《たっと》ばれてきたのも、同様の理由によるものでしょう。

体を温めることに加え、適度な運動で上手に酸素補給を心がけること——これが解糖系に傾きがちなストレスの多い日常から脱却し、英気を養う最善の方法です。

日頃から実践し、上手に息抜きすることができれば、それがガンの予防にもつながっていくはずです。

余談になりますが、高地トレーニングのように酸素の少ない土地で運動をすると、低酸素の状態に体が適応するため、骨髄の分裂がうながされ、酸素を運搬する赤血球やヘモグロビンの数が増大します。

普通に呼吸をするだけでは苦しいので、体は酸素の運搬量を増やすことで環境に適応しようとするのです。

調整の仕方を間違うと高山病にかかってしまうリスクもありますが、酸素補給能力が高まった状態で平地に戻れば、しばらくの間、ミトコンドリア系の経路が稼働しやすくなります。そのため、持久力のアップが求められるマラソン選手などがこの方法を取り入れているわけです。

二〇一〇年のサッカー・ワールドカップ直前にも、日本チームは高地のスイスで合宿を行い、好成績を残しました。

また、酸素不足を手っとり早く解消する方法として、最近では酸素カプセルのような機器を用いることも人気になっています。

機械を使って人工的に酸素を吸引するわけですから、短時間でミトコンドリア系が活性化し、疲労を回復させることができます。しかし、本来ならば休息することで処理するべきことであるはずです。

エネルギーを大量に消費するスポーツ選手などにはメリットがある方法かもしれませんが、機器に過剰に頼ることは「生き急ぐ」ことも意味します。成長と老化は紙一重であることを考えれば、呼吸法や有酸素運動を続けることのほうが無理のない自然な方法といえるかもしれません。

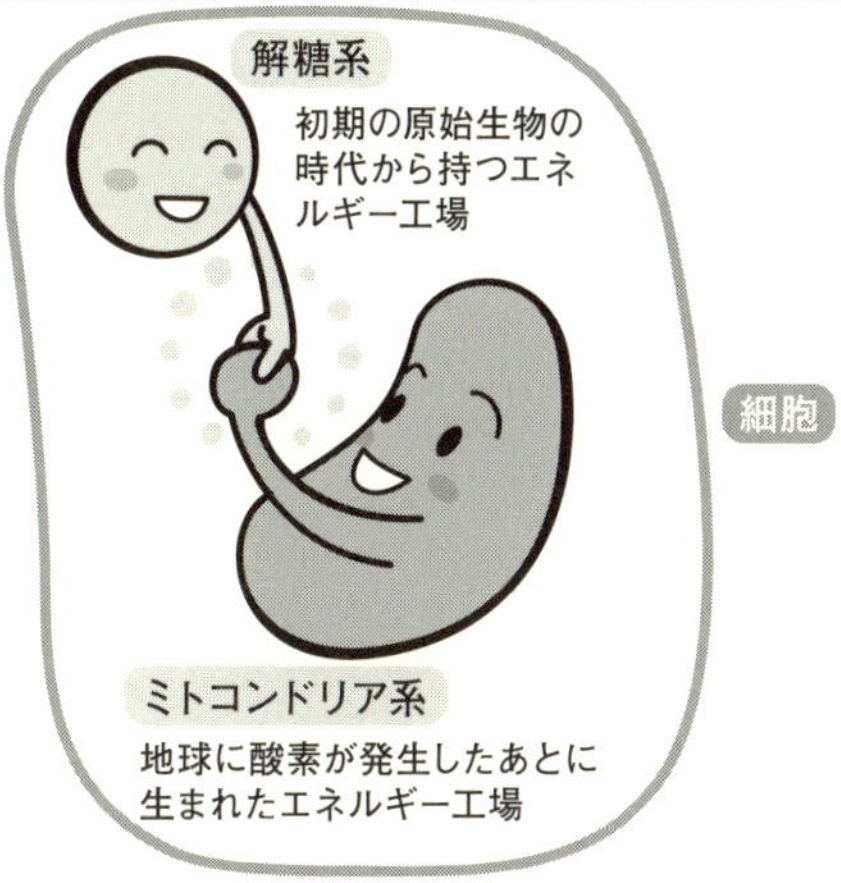

2つのエネルギー経路が仲良く共存

いずれにせよ、私たちは呼吸をしなければ生きていけません。

この呼吸から得た酸素を必要とするミトコンドリア系と、酸素を嫌い、食べ物の栄養素だけを原料としている解糖系、この二つのエネルギー経路が細胞内に共存しているのが私たち人間の姿です。

次章では、生命活動のカギを握っているミトコンドリアの起源に着目することで、こうした解糖系とミトコンドリア系の不思議なつながりについて考察を深めていくことにしましょう。

ガンにならない、バランスの取れた生き方のヒントになるはずです。

安保研究室から 1

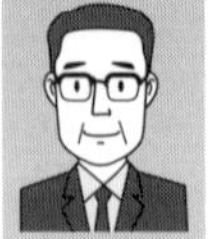

病気は体の失敗ではない

この章でお話しした「ガンは低酸素・低体温に対する体の適応現象である」ということが、本書の最大のポイントにあたります。ガンが体の失敗によって生まれるものではないことが理解できれば、三大療法（手術・抗ガン剤・放射線療法）に依存してきたこれまでの医療のあり方もガラリと変わってくるでしょう。

病気とは本来、働きすぎや心の悩みなど日常のストレスによって引き起こされる、ごくありふれた生命現象の一つです。生命現象をありのままに捉えることができれば、それ以上の複雑なものではないことがわかり、きっと誰もが「な～んだ、そんな簡単なことだったのか」と得心《とくしん》されるはずです。

治療法についても、低酸素・低体温状態から抜け出すことを前提にすれば、「体を温める」「長時間労働を減らす」「ゆったり呼吸する」といった、もっとシンプルな方法が有効であることが見えてくるはずです。

第二章

生命を動かす二つの仕組み

「ミトコンドリアの祖先は細菌」

前章でお話ししたように、私たちは細胞内に解糖系とミトコンドリア系という二種類のエネルギー工場を持っています。

解糖系が酸素を必要としない、食べ物の栄養素（糖質）だけでエネルギーを作り出すシステムであるのに対し、ミトコンドリア系は栄養素に加えて、呼吸から得られた酸素などもエネルギー産生の原料に加えています。また、糖質だけでなく脂質やたんぱく質もエネルギー源として使用できます。

このミトコンドリア系の要素が加わることでエネルギー産生能力は飛躍的に高まることは確かですが、解糖系が不要というわけではありません。全身の六〇兆もの細胞の内部で、この二つの工場がうまく共存し、それぞれ役割分担しながら生命活動が営まれているのです。しかし、そもそもなぜ細胞内に二つもエネルギー工場が必要であるのか、不思議に感じないでしょうか？

この点が理解できなければ、じつは人がなぜ病気にかかるのか、ガンのような病気に悩まされるのか、肝心の点が見えてきません。

生物のエネルギー産生の仕組みはとても複雑なものですが、一つ一つの働きにはちゃんとした意味があり、それが生じた背景というものもあります。そこに病気の秘密も隠されているのです。

私たち人間は、もとをたどれば一個の細胞からなる単細胞生物にすぎませんでした。それが長い年月をかけてこの地球の環境に適応していくなかで、エネルギー工場であるミトコンドリアが新たに備わり、多細胞化し、組織器官が作られ、大型化し……ここまでの進化を遂げてきました。

まずはそのスタート地点、生命体が誕生した段階に戻ってみましょう。

三八億年ほど前のこととされますが、この時点では、地球の大気は窒素や炭酸ガスが中心で、まだ酸素はありませんでした。酸素がない世界で生命は生まれたのです。当然、無酸素で成り立つ解糖系のエネルギーシステムを使って生きるしかありません。

初期の原始生物は、無酸素の世界で分裂しながら繁殖していったわけですが、これはいってみれば「不老不死」の状態です。

栄養が入って来なくなったり、環境が厳しくなったりすると活動停止しますが、それで死んでしまうわけではなく、生存の条件が整えばまた活動を再開できます。個体が焼けこげたりしないかぎり、ずっと生命は続くのが特性であるからです。

こうした不老不死の原初生命の世界に大きな変化が起こったのは、二〇億年ほど前だといわれています。初期の生命（原核生物）のなかから、太陽の光をエネルギーに変えることのできる光合成菌が活躍しはじめたのです。

光合成は、太陽エネルギーを利用して水と二酸化炭素から養分（糖質）を合成するシステムですが、この合成の過程で酸素が老廃物として生じます。つまり、光合成菌が繁殖することで、窒素や炭酸ガスで占められていた大気中に酸素が混ざり、次第にその濃度が高くなっていったのです。

初期の原始生命は、酸素を必要としない解糖系の世界で生きてきましたから、酸素濃度が高くなることは死活問題です。

現在大気中には酸素が二一パーセント含まれていますが、二〇億年ほど前の段階で二パーセントにまで上昇したといわれます。

〇パーセントだったものが二パーセントに増えただけで、従来の嫌気性細菌は生命の危機に陥りました。

この危機のなかで出現したのが、酸素を使って効率よくエネルギーを作る細菌たちです。じつはこの好気性細菌（酸素を好む細菌）がミトコンドリアという小器官の「祖先」といわれているのです。

細菌がエネルギー工場になった理由

私たちが生きていくための活動エネルギーを生み出している、細胞内部のエネルギー工場が、もとをたどれば細菌の一種だった……このようにお話しすると、驚かれる人も多いでしょう。

しかし、私たちの体を構成している細胞は、もともと解糖系の単細胞生物のなかにミトコンドリア系の細菌が寄生したもので、その結果、膨大なエネルギーが獲得できるようになり、飛躍的な進化を遂げたと考えられているのです。

では、酸素をエネルギーに変えることがなぜ生命の進化につながったのか？　この点については後ほど解説するとして、ここでは好気性細菌が嫌気性細菌に寄生することになった理由について考えてみましょう。

考えられるのは、好気性細菌が活動した場所は、酸素が消費されるため、部分的に無酸素状態になってしまうということです。

そこに、解糖系だけで生きていた私たちの祖先細胞＝嫌気性細菌の生き残りが避難してくることもあったでしょう。祖先細胞にとっては、酸素を食べてくれる好気性細菌を頼るしかありません。一方、好気性細菌にとっては、解糖系によって生み出された栄養（乳酸）を分けてもらうチャンスでもあります。

互いにとってメリットがあることから次第に接近が始まり、なかには細胞膜が融合するものも現れ、やがて祖先細胞が好気性細菌を取り込む形で一体化してしまった……こんなシナリオが成り立ちます。

これは好気性細菌、すなわちミトコンドリアの側からすれば寄生ですが、祖先細胞からすれば合体ということができます。

こうして解糖系で作られた糖の一部はミトコンドリアのエサになり、安定した共存が可能になったのだと思います。

もちろん、寄生した好気性細菌＝ミトコンドリアは、もともと独立した生命だったわけですから、遺伝子（ＤＮＡ）も持っています。

ただ寄生して以降は、本体に自分のＤＮＡ情報の一部を入れてしまい、単体では生存できなくなりました。こうして外部の生命だった好気性細菌は、ミトコンドリアという小器官に変化していったのです。

余談になりますが、こうした経緯もあって、ミトコンドリアは細胞内にありながら、いまでも独自のＤＮＡを持っています。ただそれは自分たちの分裂・複製の際にのみ用いて、ほ

膨大なエネルギーを生み出すミトコンドリア

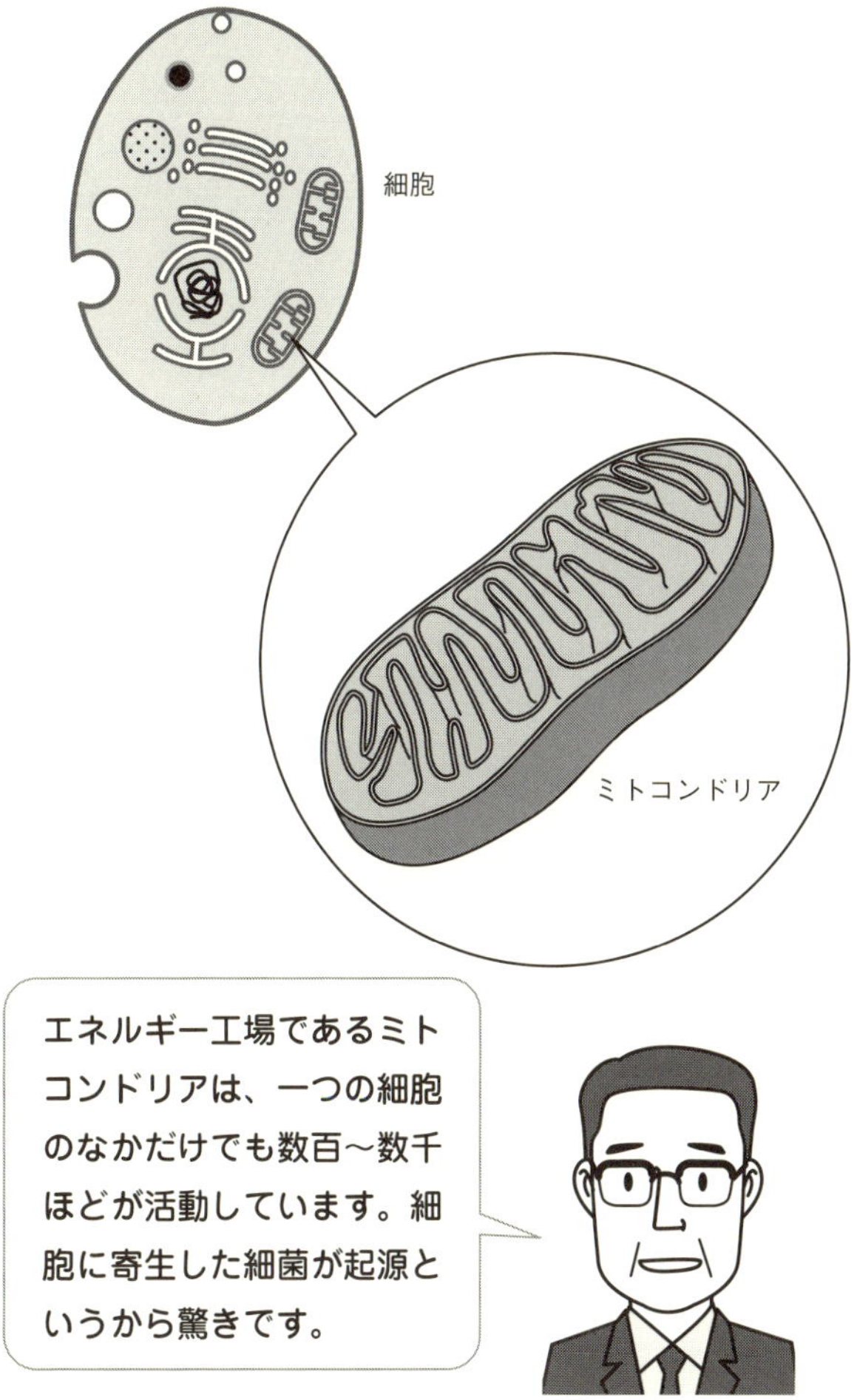
細胞
ミトコンドリア
エネルギー工場であるミトコンドリアは、一つの細胞のなかだけでも数百～数千ほどが活動しています。細胞に寄生した細菌が起源というから驚きです。

かの働きは本体の核のＤＮＡに委《ゆだ》ねてしまっているわけです。

膨大なエネルギーを生む酸素

ともあれ、こうした二つの生命の融合現象が二〇億年ほど前に起こりました。

もちろん、片方が酸素好きで片方が酸素嫌いであるわけですから、初めからスンナリと折り合いがついたわけではありません。実際、八億年くらいは不安定な状態が続き、ようやく一体化したと考えられます。

そうやってできあがった細胞は、私たちの体の細胞の原型といってよく、寄生したミトコンドリアだけでなく、すでにＤＮＡを格納した細胞核を始めとする様々な小器官が備わっていました。

ミトコンドリアが寄生する以前の生物が原核生物と呼ばれるのに対し、こちらは真核生物と呼ばれています。いまから一二億年前、紆《う》余《よ》曲折《きょくせつ》を経て、私たちの直接の祖先である安定した真核細胞が誕生したのです。

多細胞化ができるようになったのもこの頃です。私たちが六〇兆ある細胞内に二つのエネルギー産生のシステムを持っているのは、この太古の時代の細胞どうしの合体の名残《なごり》であることがわかるでしょう。

それまで解糖系の世界で分裂のみを繰り返していた生命は、内部にミトコンドリアを抱えることで、以後、複雑化の世界に入ることになります。

複雑化ということは、成長し、変化をし、やがて死を迎える、その過程で遺伝によって子孫を残すというシステムです。

一方、合体をせずに生き延びた細菌たちは、いまでも原核生物の仲間として分裂を繰り返し、不老不死の世界に生きています。

私たちの細胞も分裂はしますが、先ほどお話ししたように無制限ではありません。そして、解糖系で生み出された栄養素はすべて使われず、寄生生命体であったミトコンドリア系に引き継がれ、ここでより膨大なエネルギーを生み出す仕組みになっています。

こうした関係性を理解するため、ここでこの二つの経路から成り立つエネルギー産生の仕組みをざっとたどってみることにしましょう。

私たちが食事をすると、そこに含まれる栄養素が腸で消化吸収され、血液やリンパ液をつたって全身の細胞へと運ばれていきます。細胞内でエネルギーの材料になる栄養素は、主に糖質（ブドウ糖）です。

ごはんやパン、イモ類、砂糖などに含まれる成分が細胞内で分解される過程で活動エネルギーが生み出されます。

これが、糖からエネルギーを生み出す解糖系の仕組みです。ただし、ここで生み出されたエネルギーは人間の生命活動を支えられるだけの量ではありません。第一章で触れたように、瞬時に生み出され、瞬時に消費されます。原核細胞にとって十分な量であっても、人間の活動においては、瞬発力をまかなうだけで精一杯のエネルギーです。

当然、足りない分は他で補わなければなりません。そこで必要となるのがミトコンドリア系のエネルギー工場なのです。

解糖系で分解された栄養素は、ミトコンドリアの内部でさらに分解され、水素が作り出されます。この水素が、別経路で運ばれてきた酸素と結びつく過程で、大量の活動エネルギーが生み出されるのです。

一つのブドウ糖分子をもとに解糖系で生み出されるエネルギーがわずか二分子であるのに対し、ミトコンドリア系では、じつに三六分子ものエネルギーが生み出されます。ミトコンドリアでいかに大量のエネルギーが産生されているかがわかるでしょう。

ミトコンドリア系のエネルギーは、解糖系のように瞬発力・即効性はありませんが、水素の活用による無尽蔵のエネルギー産生によって、人間のような進化し巨大化した生物たちの生命活動を支えているのです。

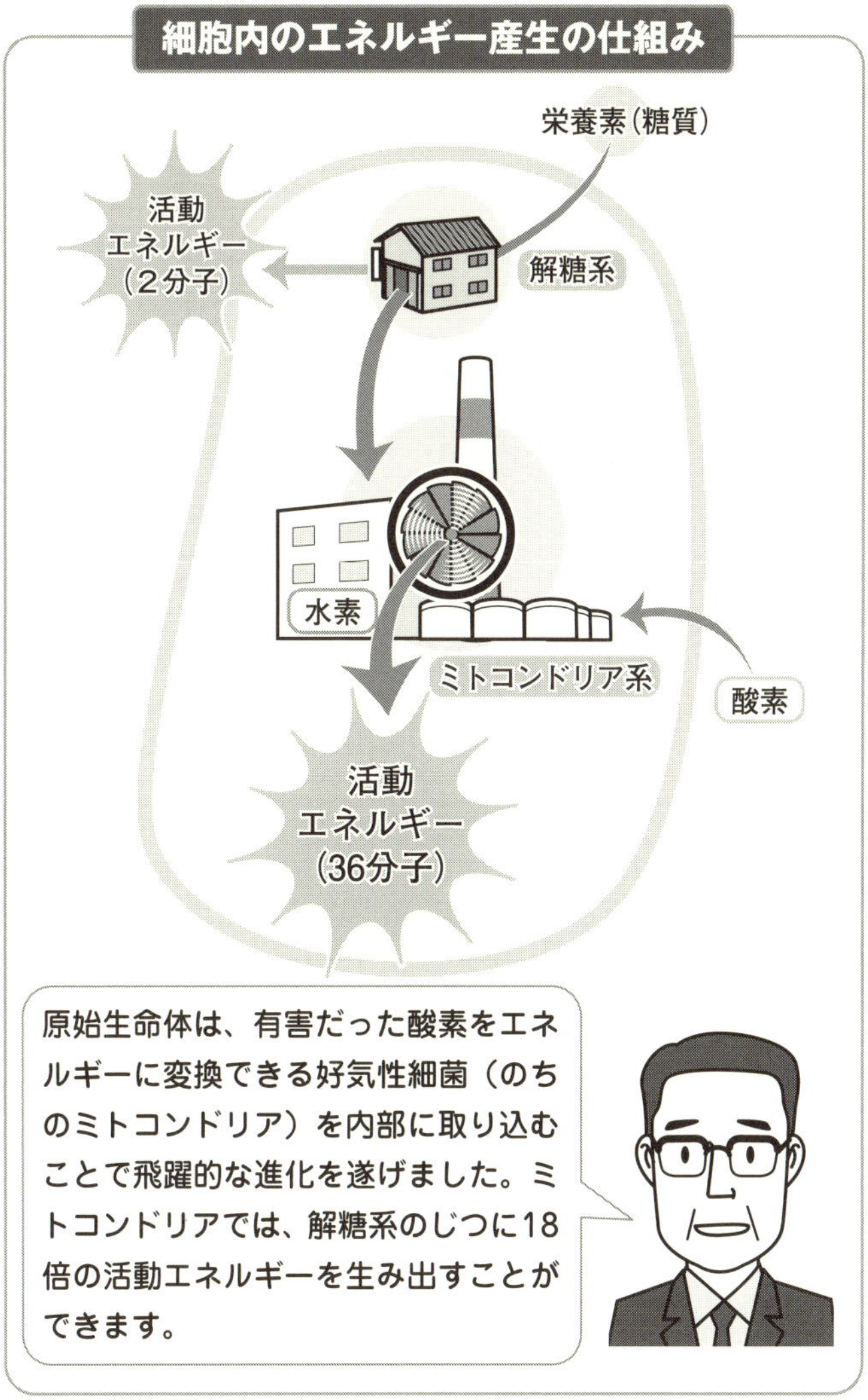
細胞内のエネルギー産生の仕組み
栄養素(糖質)
活動
エネルギー
(2分子)
解糖系
水素
ミトコンドリア系
酸素
活動
エネルギー
(36分子)
原始生命体は、有害だった酸素をエネルギーに変換できる好気性細菌（のちのミトコンドリア）を内部に取り込むことで飛躍的な進化を遂げました。ミトコンドリアでは、解糖系のじつに18倍の活動エネルギーを生み出すことができます。

赤い筋肉と白い筋肉があるのはなぜか

ここまで細胞内のミトコンドリアの起源やエネルギー産生の仕組みについて見てきましたが、誤解しないでいただきたいのは、一つの細胞に一つのミトコンドリアが宿っているというわけではないことです。

体の部位によって異なりますが、一つ一つの細胞に平均して数百から数千ものミトコンドリアが点在していることがわかっています。さながら無数の発電所が細胞内で酸素を原料にして稼働し続けている――その総和が私たち人間の活動の源といえるのです。

では、どんな場所にミトコンドリアが多いのでしょうか？　真っ先に挙げられるのは、骨格筋の一部（赤筋）、脳、神経、肝臓などです。

なかでも赤筋は深層筋（体の内部にある筋肉＝インナーマッスル）とも呼ばれ、細胞内に五〇〇〇ものミトコンドリアが働いているといわれています。また、脳や神経にも四〇〇〇、肝臓にも二〇〇〇のミトコンドリアが、細胞内に確認されています。

そして、成熟した卵子にいたっては、じつに一〇万個ものミトコンドリアが存在しているのです（詳しくは第五章を参照）。

こうした部位はどれもミトコンドリア系が優位に働いているため、あまり細胞分裂はしないのが特徴です。たとえば脳や神経の細胞の場合、分裂をするのは幼少期までで、その後は固定化し、一生を過ごすことになります。「三つ子の魂百まで」といわれるのは、ミトコンドリアの性質とも関係しているのかもしれません。

もちろん、これらの組織器官に共通しているのは、ミトコンドリアを稼働させるため多量の酸素が必要であるということでしょう。

前章では、ミトコンドリアが多い細胞で構成される筋肉は、酸素がたくさん運び込まれるため、呼吸酵素に含まれる鉄が酸化して赤みがかった色をしているとお話ししました。これは脳も肝臓も同様です。

部位によって違いが鮮明な筋肉を例に、次のように整理してみましょう。

細胞にミトコンドリアが多い→筋肉が赤くなる＝赤筋
細胞にミトコンドリアが少ない→筋肉が赤くならない＝白筋

おさらいになりますが、白筋は体の表面近くにある筋肉で、体内の見えないところで働いている深層筋＝赤筋と違って、重いものを持ち上げたり、飛んだりはねたりする際に必要な筋肉として知られます。

本書をここまでお読みになった方ならピンと来ると思いますが、要は**瞬発力を生み出す白筋は解糖系、呼吸や血液循環に関与し持久力をもたらす赤筋はミトコンドリア系の筋肉といえます。赤筋は遅筋、白筋は速筋とも呼ばれていますが、それは細胞のエネルギー系の違いなのです。**

わかりやすい例を挙げれば、陸上の短距離走は白筋＝解糖系、マラソンなどの長距離走は赤筋＝ミトコンドリア系の世界です（海底に潜み瞬間的な動きで獲物を捕らえるヒラメは白身、大海原を何千キロも回遊するマグロは赤身であるのも同じ理由です）。

二〇〇八年の北京オリンピックで世界記録を連発したウサイン・ボルトのような短距離選手は、解糖系の白筋をうまく活用することで、あれだけの瞬発力を発揮したのです。解糖系の世界は無呼吸ですから、競技中に少しでも息をしたら解糖系＝白筋は抑制され、瞬発力は発揮できなくなってしまいます。

もちろん、解糖系のエネルギーは産生される量が少ないため長くは持ちません。たとえば、短距離走では四〇〇メートル走が上限とされていますが、この世界記録は男子が四三秒、女子が四七秒ほどです。人が無呼吸でいられるのは一分程度であることを考えれば、このあたりが解糖系の機能の限界だとわかるでしょう。

そのため、これ以上の距離になると解糖系だけでは賄《まかな》いきれなくなり、ミトコンドリア系の有酸素運動に切り替わります。その延長上に、四二・一九五キロを完走するマラソンのような世界があります。

多くのスポーツは解糖系とミトコンドリア系の切り替えのなかで優劣が競われているのです。

「無酸素状態でトレーニングをすると」

筋肉とエネルギー系の関係についてもう少し考えてみましょう。

スポーツの世界では、選手の競技力を高めるため、こうした二つのエネルギー系の特性を様々な形で利用しています。

たとえば、無酸素の解糖系の特性をうまく利用したトレーニング法として、インターバル走法や加圧式トレーニングがあります。

インターバル走法は、疾走（速く走る）と緩走（ゆっくり走る）を交互に繰り返すことで瞬発力をつける走り方ですが、緩走から疾走へペースを切り替えることで解糖系の瞬発力を鍛えることができます。プロのアスリートが取り入れている方法ですが、たとえば散歩の途中で急に早足に切り替えたりすれば、身近な生活のなかで、持久力と瞬発力の両方をバランスよく養うことができるでしょう。

また加圧式トレーニングは、足や腕のつけ根に専用のベルトをつけ、血流を制限した状態で筋力トレーニングをするものです。

血流を抑えれば無酸素になりますから、解糖系の働きが強化され、白筋の細胞生成や分裂がうながされやすくなります。その結果、短時間かつ低負荷で、通常の筋肉トレーニング以上の成果が挙げられるわけです。

こうしたトレーニングを取り入れることで二つのエネルギー系を活性化させることはできますが、もちろん限界はあります。私たちの体は、年齢を重ねることで、解糖系からミトコンドリア系へと切り替わっていく性質があるからです。

スポーツ選手の多くが三十代で引退するのは、解糖系エネルギー＝瞬発力がうまく使えなくなるからでしょう。

これに対してゆったりした動きでも対応できるゴルフやアーチェリーのようなスポーツは、シニア世代でも活躍できます。ゴルフで解糖系を使うのはショットのときくらいですから、ミトコンドリア系のエネルギーをうまく活用することで、かなりの年齢まで現役として活躍できる人もいるのです。

　また、東洋の武道や武術には、合気道《あいきどう》や気功《きこう》、太極拳《たいきょくけん》のように、生涯続けられる運動法が数多くありますが、これらに共通しているのは、どれも激しい動きを嫌い、呼吸法＝酸素補給をとても大事にしている点です。

　有酸素運動によってミトコンドリア系が活性化されて、持久力がつき、細胞の活性化にもつながるため、健康法としてもとても役立つのです。武道や武術の達人は、ミトコンドリア系を活性化する達人でもあるわけです。

「世界記録を量産した水着の秘密」

　解糖系とミトコンドリア系の関係を理解するため、スポーツに関連した話題をもう少し紹介していきましょう。

　先にも触れた北京オリンピックのとき、競泳でレーザーレーサーという水着を着用した選手が世界記録を連発したことをおぼえているでしょうか？

　レーザーレーサーは、ＮＡＳＡ（アメリカ航空宇宙局）などの協力により、縫い目を一切なくし、撥水性《はっすいせい》を高めることで、水への抵抗を極限まで減らすことを目的に開発されたものです。締めつけが非常に強い素材であるため体の凹凸《おうとつ》が抑えられることも抵抗性を減らすうえで効果的であるとされ、この水着を身につければ水中をスムーズに泳ぎ切ることができるといわれています。

ただ、ここまでお読みになった方ならば、こうした抵抗性の問題とは異なる視点からレーザーレーサーの効果が見えるでしょう。しかし、メーカー側は気づいていないようです。というのも、これから述べる効用を手紙で知らせたのですが、その点については意識していなかったという答えが返ってきたからです。

――他人の手を借りなければ装着できないような締めつけの強い水着を身にまとえば、血流が一気に抑制され、全身が低酸素状態になる。加圧式トレーニングの場合と同様、解糖系のエネルギーが一気に高まり、通常以上の瞬発力が発揮される。その結果、記録が伸びるのです。

水泳は水中で息を止めるため解糖系が優位に働くスポーツですが、締めつける水着によって血流が抑制されれば、相乗効果で瞬発力が向上するはずです。

その証拠というわけではありませんが、レーザーレーサーを着用した選手は一〇〇メートル以上の長距離ではなかなか好記録が出せません。長距離になると持久力＝ミトコンドリア系も関係してくるため、解糖系のエネルギーを活用するだけでは十分に能力が発揮できないからです。

ちなみに、こうした無酸素状態によって解糖系を優位にして記録をアップさせるという試みは、レーザーレーサーのような水着が登場する以前にも、主にレース中の泳法をめぐって話題になっています。

たとえば、背泳ぎの選手として活躍した鈴木《すずき》大地《だいち》選手は、三〇メートルもの長距離を潜水するバサロ泳法を取り入れ、一九八八年のソウルオリンピックで見事に金メダルを獲得しています。のちにこの泳法は一五メートルまでに制限されましたが、長時間水にもぐることで体内を強制的に無酸素状態にし、解糖系＝瞬発力を高めるところに効果の秘密があったことがわかるはずです。

中京大の高橋繁浩《たかはししげひろ》選手なども、平泳ぎのメダル候補として活躍していましたが、レース中に頭がすべて沈んでしまうことが泳法違反とされ、モスクワオリンピックの代表を逃しています。のちにルール改正で彼の泳法が認められたこともあり、ロサンゼルス、ソウルとオリンピック連続出場を果たしますが、この泳法のメリットも、無酸素状態による解糖系の活性化と関係があるでしょう。

解糖系とミトコンドリア系は、人間に備わった性質の異なる能力です。

それぞれの働きをどう活用するかによって、瞬発力と持久力がうまくコントロールできるようになります。論理的にわかっていなくても、この感覚を経験のなかからつかみ取った選手は大いに実力を発揮できるわけです。

「有酸素の世界で長生き」

解糖系をうまく活用することで無酸素運動になり、瞬発力が養われる――これはなにもスポーツの場面だけに限ったことではありません。

日常生活のなかで端的に現れやすいのは、怒ったときでしょう。

実際に思い浮かべてみるとわかりますが、カッと怒りを発したとき、人は自然と息を止めているものです。息を止めた状態が続くと血流も止まるため、低体温にもなるでしょう。

低酸素・低体温はガンになる条件であるとお伝えしたので、「やっぱり怒ることはよくないのか?」と感じられたかもしれません。

しかし、無酸素の状態は長続きしないのが特徴です。息止めと同じで一分もすれば治まり、有酸素の世界に切り替わります。

これが怒りのやんだ状態です。怒ることは体に良くないといっても、普通は自然と治まってしまうものなのです。

こうした体の仕組みがよくわかっていれば、むやみにカッカする上司がいても、やり合う

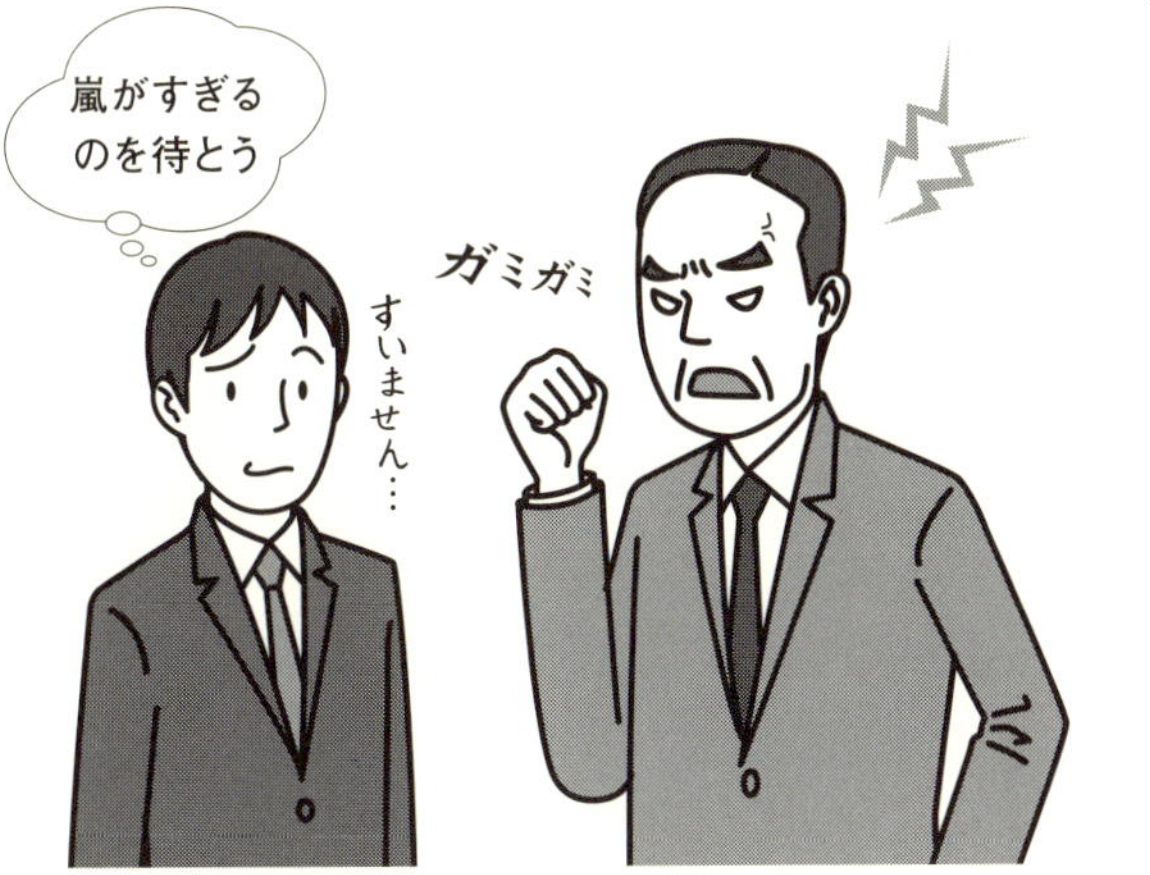

解糖系＝怒りは長続きしない

のは無駄、嵐が通り過ぎるのを待てばいい、となります。嵐が続く時間は一分、過呼吸したとしても二～三分程度です。

怒りは長くもって三分程度だと思えれば、これにふりまわされたり、一緒にカッカしてやり合ったりすることもなくなります。 三〇分も放っておけば疲れて、そのうち怒る気力も失われます。

またこの理屈でいえば、迫力のある怒り方をしたい人は、青ざめるくらいに息を止めればいいということになります。ここぞという場面には息を止めて、思いっきり怒るのも悪くありません。

ただ、こうした怒りをあまり繰り返すと、低酸素・低体温の世界が日常化します。それはもちろん、体によくないでしょう。低酸素・低体温の解糖系の世界は分裂の世界でもありますから、ストレスが高じると、やがては細胞のガン化がうながされます。怒りなどの感情がイライラを引き起こし、それも病気の原因になるのです。

スポーツでも、あまり激しいトレーニングばかりしていると解糖系の無酸素状態に偏ってしまい、これも低酸素・低体温を引き起こします。

私たち人間は、ミトコンドリア系の有酸素運動を取り入れ、酸素の力を活用することで成長し、長く生き続けることができる存在なのです。

長生きをしたければ、瞬発力に頼りすぎず、ミトコンドリア系のゆったりした有酸素の世界に基盤を置いたほうが健康でいられます。その意味では怒りを静めるのも、とても大事なことです。

すぐキレてしまうような生き方をしていると、それは対人関係ばかりでなく、細胞にとってもよくはありません。

度を過ぎてしまったら、バランスを取り戻すため、まずは低酸素・低体温の世界から抜け出すように努力するべきでしょう。

ミトコンドリア系を優位にする深い呼吸や体温アップが、昔から伝えられてきた心身の健康の知恵であったことも、そこに理由があります。

男子は体を冷やすことも大事

低酸素・低体温に偏った生活から脱することが大事であることはわかったと思いますが、誤解しないでいただきたいのは、低酸素・低体温の世界が生きるうえで不要というわけではないということです。

繰り返しますが、私たち人間には解糖系とミトコンドリア系、この二つのエネルギーが備わっているのです。どちらがよいとか悪いとかいうことはなく、どちらも必要なもの。解糖系の世界がガンにつながるからといって、ただ悪者扱いするだけでは、そのうち怒ることさえできなくなります。

そもそも私から見れば、現代人は怒りを忘れてしまっているように思えてなりません。理《り》不尽《ふじん》なことがあったら、人は大いに怒らなければなりません。解糖系の瞬発力を賢く使わなくてはならないのです。

そうでなければ社会の不正はなくならず、すべてが事なかれ主義で終わってしまうでしょう。私にしても、年をとって丸くなりすぎたとしたら、問題が多い現代医療に対して何の批判もできなくなります。

現代医療は病気を悪いものと見なし、それをひたすら排除しようという発想で進歩（退歩？）してきましたが、悪いものを排除さえすれば問題が解決できるわけではありません。それと同様に、ストレスが悪いわけではないのです。低酸素・低体温をいたずらにおそれるのも問題です。

というのも、前章でも触れたように、特に男性の場合、低体温は精子を分裂させる必要条件に他なりません。そのため、日本の各地で子孫繁栄を祈願する裸祭りのような行事が、数百年、数千年にわたたって続いてきました。

近年、そのポスターの男性（上半身裸で胸毛の濃い人）が話題になった岩手県の蘇民祭《そみんさい》などは、ふんどし一つつけず全裸で祭りが行われていたほどですが、これは奇をてらったものではなく、一種の野性のカンによって解糖系を鍛えていたのです。

お寺のお堂から雪のなかに婿《むこ》を放り投げる新潟県十日町《とおかまち》市の婿投げのような行事も、寒中で精子の分裂がうながされますから、医学的見地から考えれば、これから子づくりに励む男性への餞《はなむけ》といった意味もあったでしょう。

気候が温暖な鹿児島では、寒中水泳などがさかんに行われてきましたが、これも解糖系を優位にする知恵といえます。私たちの先祖は、ここぞというときに解糖系の世界に入り、強い子孫を残してきたのです。

また、長野県は寒冷地にありますが、男性の平均寿命はつねに上位にあります。日本人男性よりも長寿の国の一つもアイスランド、その名の通り氷の国。もう一つもスイスで、高所の寒冷地（その他にはイタリアの山中にある小国サンマリノしかありません）。加えて、睾《こう》丸《がん》を冷やして精力アップを図る方法も古くから試されてきました。

しかし、**現代人は、むやみに頑張りすぎた結果、慢性的な低酸素・低体温になり、健康レベルを大幅に落としてしまっています。すると、ここ一番の肝心なときには解糖系のエネルギーも使えません。**

要するに、解糖系を使いこなせない生き方が、ガンの原因ともいえるのです。

年をとってガンにかかるということは、長年にわたって積み重なったバランスの崩れがようやく形になって現れたということです。「ガンを治してください」といって、手術や抗ガン剤でガン細胞を死滅させるだけでは、このバランスの崩れは変わりません。

それよりも、昔の人のようにゆっくりと湯治《とうじ》をしたり、運動をしたりして体を温め、心身のストレスを和《やわ》らげることで、ガン細胞の生存条件を減らしていくことです。

そう、ミトコンドリア系の生き方をするのです。

次章ではこうした点をふまえ、プラスにもマイナスにも作用するストレスへの向き合い方について考えていきましょう。

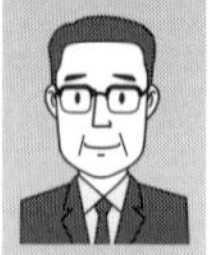

安保研究室から 2

私たちは「二つの生き方」を行き来している

私たちの体を構成する六〇兆もの細胞に、解糖系とミトコンドリア系という二つのエネルギー経路が備わっていることをぜひおぼえてください。

このうちガンが増殖するとき優位になるのは、解糖系のエネルギーです。といって解糖系を悪者扱いするのは正しくありません。無酸素状態で活発になる解糖系は瞬発力、有酸素状態で活発になるミトコンドリア系は持久力と、それぞれが役割分担することで、私たちの生命活動は成り立っているからです。

一度に生み出されるエネルギー量はミトコンドリア系のほうが断然上ですが、現代人はこのミトコンドリア系エネルギーをうまく使いこなせていません。解糖系エネルギー＝瞬発力に依存した、ガツガツした生き方に偏ることが、低酸素・低体温状態をもたらし、病気を生み出す原因にもなっていることに気づくべきでしょう。

そう、大事なのは、生き方のバランスなのです。

第三章

ストレスの本当の役割

「ストレスは悪か」

第一章で、ガンになるのは間違ったことではなく、低酸素・低体温状態に陥った体の適応反応であると解説しました。

細胞をガン化させる低酸素・低体温状態は、私たちの日常に照らし合わせた場合、ストレス過多の状態であるということ。たとえていえば、つねにジャングルのなかをさまよっているような状態。そこには、仕事のプレッシャーや嫌な人間関係など、さまざまな「獣《けもの》たち」が息をひそめています。

私たちの体は、こうしたとき、いつでも「獣たち」に対処できるよう、瞬発力を発揮できる低酸素・低体温状態を作り出します。解糖系エネルギーを使い、場合によってはガンを作り出すことで、危機を乗り切ろうとしているのです。

ガンが生まれるのは悪いことだと考えていると、こうした体の働きは見えてきません。

さらに、このストレス過多は、自律神経の働きに影響を与えます。私の著書をお読みの方ならば、自律神経が、活動時に働く交感神経と、休息時に働く副交感神経に分かれていることはよくご存じでしょう。

ストレスがたまったときに働くのは、このうちの交感神経のほうです。イライラしたり、青筋を立てて怒ったりすると、交感神経の指令でアドレナリンやノルアドレナリンやドーパミンのような神経伝達物質が分泌され、それとともに心臓の鼓動が激しくなったり、血圧や血糖値が高まったりします。

これらの神経伝達物質が必要なのは、神経系は一本の線のようなものではなく、無数の神経細胞の集まりであるため。この神経細胞どうしのすき間（シナプス）を神経伝達物質が行き来することで、全身に情報が伝えられるのです。

この自律神経とホルモンの仕組みを簡単に図式化するならば、

ストレスが発生
↓
交感神経が刺激される
↓
アドレナリンやノルアドレナリンなどを分泌
↓
血管が収縮し、血流が止まる

こうした流れを経て、私たちの体は低酸素・低体温、そして高血糖や高血圧の状態になるということです。

それは、自律神経系だけではなく、ホルモン系によっても補助されています。とくに高血糖は、ホルモンの働きによる結果です。

つまり、私たちの体はストレスを感じたとき、神経系とホルモン系を総動員して解糖系を働かせる準備をしているのです。

一般的には「ストレスはよくない」という認識がありますが、ストレス自体は生命活動をしているかぎり存在するものですから、体はそのストレスに適応し、生き延びようと反応します。その結果、低酸素・低体温状態になり、顔が青ざめたり、心臓がドキドキしたりといった変化も現れるのです。

この世界で生きていくうえでは、これはじつに当たり前の反応です。

もちろん、こうした状態が長く続いたり、刺激があまりに強烈であったりすれば、体は耐えきれなくなり病気になります。さらに放っておけば、やがて死にいたることもあるでしょう。

この結果だけを見れば悪いことのように映りますが、その本質は「危機に立ち向かうための条件」なのです。

野生動物を例にとれば、天敵が襲ってきたとき、副交感神経優位のままボーッとしていたらやられてしまいます。実際は、瞬時に交感神経が作動し、エネルギー系は解糖系優位に切り替えることで対応するでしょう。

必要があって生じたものなのですから、それをただ悪いものだと排除しようとしても問題が解決できるわけではありません。

交感神経も副交感神経も体に備わった働きの一つです。交感神経優位になることも悪いことではなく、そこには必然性があるのです。

全体で一つの生命現象としてとらえる視点を持てば、体によくないとされる現象からもまた違った意味が見えてくるものなのです。

危機に対応する解糖系

危機を乗り切るために細胞の解糖系がフル稼働する……これが、体が低酸素・低体温になることの本当の意味です。この点について理解するため、解糖系の働きについてもう少し補足しておきましょう。

解糖系は、「糖を分解する」と書くように、食べ物の栄養素によってエネルギーを作り出す仕組みだとお伝えしてきました。

その主力になる糖質（ブドウ糖）は、血液を通じて細胞内に運ばれ、細胞膜の近くでピルビン酸という物質に分解されます。どちらも糖の仲間ですが、ブドウ糖が六炭糖であるのに対し、ピルビン酸は三炭糖です。要するに、六炭糖が三炭糖に分解される際に活動エネルギーが発生するのです。

炭素結合が半分にちぎられるだけの反応ですから、多くのステップを必要とする複雑なミトコンドリア系と比べ一〇〇倍もの早さでエネルギーが作り出せます。

エネルギーの量はミトコンドリアの一八分の一にすぎないわけですが（前述したように、ミトコンドリア系の三六分子に対しわずか二分子）、この即効性が危機に対応する機敏な行動の源になっているわけです。

ただ、すぐエネルギーに切り替わりますが、ピルビン酸の生成される過程で疲労物質である乳酸も生まれます。そのため、解糖系のエネルギーに依存しているだけではすぐに息切れして、長続きはできません。

これは、全力疾走するとすぐにへたってしまうのと同様です。獲物を仕留めたあとのライオンの動きをイメージしてもいいでしょう。

乳酸は血液をつたって肝臓に運ばれ、そこで再びブドウ糖が作られます。このブドウ糖は、筋肉や肝臓のミトコンドリアによってエネルギーに変換されます。全力疾走した後にハアハアとせわしく呼吸を繰り返すのは、たくさん酸素を吸い込むことでミトコンドリア系を稼働させ、解糖で生じた乳酸を再びブドウ糖に戻すためなのです。

ただ、これがあまり長く続くと肝臓のミトコンドリアに負担がかかり、臓器の働きそのものが低下してしまいます。

また、後述しますが、低酸素・低体温によって血液がドロドロにもなります。これは赤血球どうしがくっついた状態ですが、そうやって血液の流れを止めることで出血に備え、危機に立ち向かう「戦闘状態」を作っている現象です。

言い換えるならば、危機への対処という目的に沿って、血液の質が変化するわけです。もちろん、これも適応現象です。

解糖系のエネルギーが長続きできる性質のものでないことはお話しした通りですが、軽度のストレスならば、こうして生み出される瞬発力で十分に対処できるでしょう。

私はこのような体の反応を見るたびに生命に宿ったすばらしい知恵を感じ、大きな感動をおぼえます。病気に向かっていく現象も体の知恵なのですから、その意味がわかれば、対処法も変わってきます。

解糖系という一見すると非効率的にしか見えないエネルギー回路にも、じつは重要な役割が与えられていたのです。

「高血糖もストレスから」

こうして考えると、高血糖によってもたらされる糖尿病にも、また違った意味があることを感じられると思います。

一般的には、糖尿病の原因は高カロリー・高脂肪の食事や運動不足にあるとされ、肥満との関わりが重視されています。いわば、不規則な生活習慣によって体が誤作動を起こし、肥満↓糖尿病になるという解釈ですが、こうしたとらえ方では適応現象の本質にたどり着くことはできません。

現象だけ取り出すと体の失敗のように見えるかもしれませんが、高血糖になることも、その本質は、解糖系を働かせるための反応なのです。

ガンの場合もそうですが、解糖系の無酸素運動を諸悪の根源のようにとらえてしまうと、私たちの体に解糖系とミトコンドリア系という二つのエネルギー経路が備わっている意味が見えてきません。

どちらも必要だから備わっているのです。そうした共生関係が、すでに原核生物の時代から二〇億年にもわたって続いてきたわけです。長い生命の歴史のなかでともに失われることなく活用されてきたのですから、問題はその「使い方」であることがわかるはず。

糖尿病に関していえば、そもそも食事や運動不足が原因という割に、日本人には必ずしも肥満が多くありません。

食事や運動不足も高血糖の引き金の一つであることは確かですが、そこにばかり焦点を当ててしまうと根本にあるストレスの問題は見失われてしまいます。ここまでの話をふまえれば自明のことですが、**糖尿病もまた「ストレスに対する体の適応現象」がその根底にあるのです。**

私たちの体は、ストレスに対して交感神経が反応し、副腎からアドレナリンが、神経末端からはノルアドレナリンが分泌されるなどして体内の糖が血液中に運ばれ、血糖値を上げているのです。もちろん、それと同時に鼓動がドキドキと高鳴り、血圧が上がり、そうやって危機に立ち向かう興奮状態が作り出されます。

ストレスが増すと、抗ストレス反応として、これら血糖値を上げるホルモンが分泌される。どちらにせよ、ストレス対応がカギといえることがわかるでしょう。

現代医療では糖尿病対策として食事療法や運動療法がすすめられていますが、こうしたストレスへの対処法が考慮されていないため、残念ながら、十分な効果が挙がっているとはいえないのが現状です。

それどころか、どちらも制約がとても多いため、続けること自体がストレスのタネにもなります。皮肉なことに、食事や運動にまじめに取り組むこと自体が血糖値を上げる原因になっているかもしれないのです。

「日本人に肥満が少ないのはなぜか」

私はこうした理由から、糖尿病治療において重視されている食事療法は、あくまでも「二番手」であると考えています。不要であるとはもちろんいいませんが、ストレス問題を置き去りにしては、高血糖は改善されません。

たとえば、甘い物を食べれば確かに血糖値が上がりますが、甘い物好きの人がすべて糖尿病になるわけではないでしょう。また、あまり甘い物を食べていないのに糖尿病になってしまう人もいます。

これは、大食漢《たいしょくかん》がすべて肥満になるわけでないのと同様のことです。

肥満になる人は、基本的には副交感神経が過度に働くリラックス体質であることが多いの

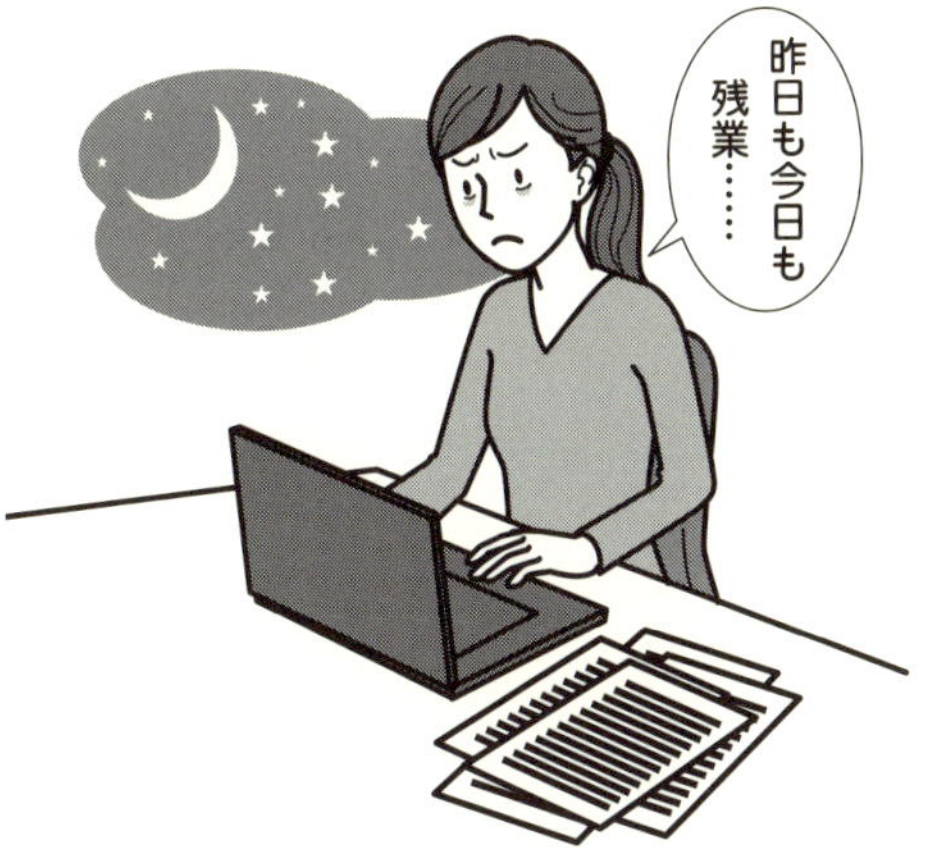

まじめすぎ、がんばりすぎでも、高血糖になる

です。こうした肥満タイプはアメリカ人に多く見られますが、確かに食事制限は必要でしょう。

しかし、**まじめで働き者が多い日本人の場合、過剰なリラックス体質の人は少ないので、ストレスによる交感神経緊張によって高血糖になり、慢性化して糖尿病になることが多いと考えられます。**

その証拠に、日本人には小太りの人はいても、アメリカ人のようにビックリするような肥満体はほとんどいません。小太りの人は食事で交感神経ストレスを発散しているケースが多いので、やはり根本にあるストレス問題に気づき、働きすぎや睡眠不足などを解消させていくことのほうが症状を改善する早道といえます。

これは運動療法にもいえますが、糖尿病だからと一律に同じ方法をすすめてもいい結果が出るわけではありません。

まず理解しなければならないのは、なぜ血糖値が上がるかということです。先ほどの自律神経や副腎皮質ホルモンと血糖の関係について思い出してください。

血液中の糖分濃度＝血糖値を調整しているのは、自律神経や副腎皮質ホルモンの働きです。具体的にいえば、血糖値を上げるアドレナリンは交感神経の、血糖値を下げるインスリンは副交感神経の指令によって分泌されます。

働きすぎで疲れていたり、強いストレスを抱えたりしていれば、交感神経がたえず緊張状態にあるため、日常的にささいなことに腹を立てる程度でも簡単に血糖値が上がってしまいます。

また、インスリンの分泌は副交感神経の支配下にあるため、交感神経優位の生き方を続けていると、分泌が抑制され、急激に上がった血糖値をうまく下げることもできません。

こうした点に加えて、現代人の多くは生活が不規則で、昼夜が逆転してしまっているため、慢性的な低体温・低血糖状態が続いています。そして、低血糖体質の人はやる気のでない状態から抜け出そうと、手近にある甘い物に手を出し、血糖値を上げようとする——。

空腹時に甘い物をとれば血糖値が急激に上がるため、一時的に元気にはなりますが、体は急激に上がった血糖値を下げようと膵臓《すいぞう》からインスリンを大量に分泌させます。その結果、今度はガクンと血糖値が下がって低血糖になり、さらに元気が奪われてしまうことになります。これが続けば体への負担は増すばかりでしょう。

血糖値というものは上がるばかりでなく、状況に応じて上がったり下がったりする……それが体を支配する自然な法則なのです。

現代医療では、高血糖になることばかりを問題視し、血糖値を下げることだけを指導していますが、これはコインの一面だけを見ているにすぎません。実際は、ストレスの多い生活によって自律神経の働きが乱れ、血糖も正常ではなくなってしまっていることが問題なのです。

食べることと細胞のエネルギー産生の関わりについては、まだまだ理解しなければならないことがたくさんあります。この章のテーマとは少々ずれてしまうので、第八章で改めて解説しましょう。

「ストレスと白血球の関係は」

ストレスと病気の関係について見直すため、ここからは自律神経と免疫の関わりについて考えてみます。

免疫とは、私たちの体に備わっている、ウイルスや細菌、ガン細胞などの攻撃を防御する働きのことで、血液中の主要成分の一つ、白血球が中心的な役割を担っています。

そのため白血球は防御細胞とも呼ばれますが、様々な種類が存在し、それぞれが連携プレーをすることで、私たちの体は守られています。その代表が、これからお話しする顆粒球《かりゅうきゅう》とリンパ球です。

顆粒球は、基本的には細菌や老朽化した細胞の残骸《ざんがい》など、サイズの大きな異物を処理することで知られ、血液に存在する白血球の約六〇パーセントを占めています。一方のリンパ球は、ウイルスのような小さな異物やガン細胞などを担当しており、白血球の三五パーセントを占めます。

また、顆粒球やリンパ球のほかに、細菌や老廃物を食べるマクロファージと呼ばれる白血球も五パーセントほど存在します。こちらは白血球全体を統御する司令官のような役割も持っています。防御細胞はこのマクロファージの祖先から分化し、枝分かれしたと考えられるのです。

ここではインフルエンザにかかったときを例にとり、これらの白血球防衛部隊がどのように働くか解説していきましょう。

まず、外界からインフルエンザのウイルスが侵入してくるとマクロファージが出動し、ウイルスに感染した細胞を手当たり次第に食べていきます。しかし、それだけではすべてのウイルスに対応できないため、マクロファージがリンパ球に指令を出し、ウイルスを捕まえる抗体を作らせます。

この抗体がリンパ球の一つ、B細胞から発射され、病原体（抗原）であるウイルスを次々と凝集させ搦《から》めとっていくと、マクロファージや顆粒球がこれを最終的に食べて、体内に侵入した異物は駆逐されていくのです。

これを体の生理と重ね合わせると、体がだるく、熱が出ている状態はリンパ球が活躍している状態です。そうやって発熱し、体温を上げることで、リンパ球の働きを活性化させているのです。

これに対し、やがて熱が治まり、サラサラだった鼻水がネバネバと化膿《かのう》しはじめ痰《たん》が出るようになるのは、顆粒球が後始末をしている証拠だといえます。ネバネバした膿《うみ》は、じつは戦った顆粒球たちの死骸でもあるのです。

私はこうした顆粒球やリンパ球の働きが自律神経の支配を受けていることを突き止め、次のような法則があることを発見しました（福田《ふくだ》稔《みのる》先生との共同研究であったことから「福田安保理論」と呼んでいます）。

交感神経優位→アドレナリン分泌増加→顆粒球が活性化
副交感神経優位→アセチルコリン分泌増加→リンパ球が活性化

要するにストレスがたまり、交感神経が緊張した状態では顆粒球が増加するのです。これは、交感神経が優位な日中は、活動する際に傷を負いやすく、傷口に細菌が侵入するケースが増えるということを意味します。顆粒球は、こうしたサイズが大きい細菌を一気に捕食することが得意なのです。

一方、副交感神経が優位になる食事中や夜間は、ウイルスのような小さな異物が体内に入ってきやすい傾向にあります。また、一日の活動で老朽化した細胞やガン細胞なども、夜の休息の時間帯に現れやすくなります。リンパ球には、ウイルスを抗体で撃退し、体内の新陳代謝をうながす役割があるのです。

病気はすべてストレス反応

ストレスが多い臨戦態勢の状態では、この戦いに備えて血液中の防御細胞も顆粒球過多になる……これは、そうやって肌が傷ついたり、出血したりするのを本能的に予防していることことを意味しています。

ただ、顆粒球は攻撃の際に活性酸素を放出するため、あまり増えすぎると、健康な組織細胞にまでダメージが及ぶようになります。

ストレスがたまると解糖系優位になり、低酸素・低体温が続くことでガン細胞が分裂する条件が整いますが、顆粒球→活性酸素の増大は、こうした分裂を後押しするような働きをしているわけです。

このように見ていくと、私たちの体は、自律神経、白血球、そして細胞のエネルギー産生と、それぞれの機能が連動し合いながら、外界のストレスに見事なまでに対応していることがわかるでしょう。

これらの働きはすべて体に備わった適応現象の一つですが、低酸素・低体温の環境下にあるため、決して楽な状態ではありません。解糖系＝瞬発力であることを考えても、あまり長時間持続するべきものではないでしょう。

白血球の状態でいえば、顆粒球は五〇～六五パーセント、リンパ球が三五～四一パーセントというのが健康な状態です。

この健康な状態というのは、言い換えれば、交感神経と副交感神経のバランスがしっかりとれているということです。快適に人生をすごしていきたいと考えるならば、まずこの状態を意識してください。

具体的にいえば、いまの自分の生活が、交感神経と副交感神経、あるいは解糖系とミトコンドリア系、これらのどちらに偏ってしまっているか、本書を参考にたえずチェックをするべきでしょう。

交感神経は活動時にはつねに働いているので、あまり使いすぎると緊張し、自律神経のバランスは崩れます。私の見るかぎり、現代人は仕事での無理や働きすぎが原因で解糖系を酷使し、その結果、交感神経をすり減らしてしまっているケースが多いでしょう。

子供の頃は日中に解糖系エネルギーで活発に動き回っても、疲れればすぐに布団に入り、自律神経のバランスは整えられます。

しかし、大人になって社会に出ると長時間労働が増え、睡眠時間が削られ、副交感神経を働かせる暇がありません。若い頃はそれでも乗り切れますが、三十〜四十代以降にこうした解糖系的な頑張りを続けていくのは難しいでしょう。

しっかり休息し、副交感神経を働かせるのと同時に、ミトコンドリア系の世界に移行することも大事になってきます。

それができずに頑張り続ける人は低酸素・低体温の世界に入り込んでいき、結果、ガンの発症につながります。あるいは、高血糖や高血圧が持続して生活習慣病が現れ、やがて脳梗《のうこう》塞《そく》や心筋梗塞になることもあるでしょう。

すべての病気はストレス反応といって間違いありません。体がストレスに一生懸命対応しようとし、病気を引き起こすのです。

「四十代になったら現場を離れる理由」

働きすぎが続くと睡眠時間が短縮され、人によっては昼夜逆転の生活が日常化していくこともありますが、もちろんこれも問題といえます。

なぜなら、夜ふかしばかりしていると交感神経が優位になり、ストレスと緊張の持続によって低酸素・低体温の世界に入ってしまうからです。

たとえば、深夜にコンビニエンスストアで働いているような人は、交感神経の緊張→低酸素・低体温の世界が慢性的に続くことで、ガンが発症しやすい条件を作ってしまっているといえます。実際に私は、深夜のコンビニのアルバイトを続けていた、まだ二〇歳前後の若者が、ガンにかかって亡くなった例をいくつか見ています。

工場労働などで夜勤が頻繁にあるケースも同様ですが、こうした人は労働環境を変え、日中の仕事を定着させることで、自律神経の働きを整えるべきでしょう。それが難しい場合は、体を温めることを心がけ、ゆったり食事をとるなどして、副交感神経を優位にできる時間を作る工夫が必要です。

先に触れたように、二十代の頃は解糖系が主力エネルギーとして働くので少々の夜勤が続いても乗り切れますが、三十代、四十代と加齢していくほどに解糖系は後退し、瞬発力が必要な無理がどんどん利《き》かなくなっていきます。

キャリアを積んでベテランになったら、なるべく現場を離れて管理職になることも、病気を回避し、自分を活かす一つの知恵です。病院の看護師さんのような仕事をしている人ならば、師長に昇格したあたりで生活を見直し、若いスタッフに仕事を任せたり、夜勤を外したりして、体をケアしたほうがいいでしょう。

次章で詳しくお話しししますが、**四十代以降はそれまでの解糖系中心の瞬発力に頼った生き方から脱却し、徐々にミトコンドリア系のゆったりした生き方に切り替えていくことが求められる時期なのです。**

解糖系＝瞬発力の世界からミトコンドリア系＝持続力の世界に切り替えるということは、ストレス対策であるだけでなく、生き方の見直しにもつながります。それは自分自身を変えるチャンスでもあるはず。もちろん、ミトコンドリア系の世界に移行することは、「ガンにならない生き方」の基本にもなるでしょう。

真面目で責任感が強い人が多い日本人の場合、役職がついてからも部下と一緒になって働くことが美徳のような考えがありますが、生命の法則に照らし合わせた場合、それは必ずしも評価できることではありません。

生命の法則は体の声といっていいと思いますが、こうした声を無視して部下に仕事も任せられず、ひたすら頑張り続けることは、自分の体の声を無視した生き方につながるからです。放っておけば低酸素・低体温、そして高血糖の状態が持続し、やがては細胞が機能低下を起こし、ガンや生活習慣病の温床になっていくでしょう。

もちろん、こうした問題は個人の努力だけに帰せられるものでなく、社会全体のあり方にも関係してきます。

経営者ならば、社員一人ひとりの体に備わった知恵を理解し、個々の能力を活かせるような労働環境を作っていかなければ、社員の健康レベルが低下するでしょう。すると士気は上がらず、業績も伸びません。ガンが増加し続ける社会状況も、いつまで経っても変わることはないでしょう。

食事の改善や運動も大事なことですが、前述したように、その対策はあくまで「二番手」です。

私たちが病気になる根本の原因は、それよりももっと奥深い、一人ひとりの考え方や価値観の部分に隠されています。難しいと感じる面はあるかもしれませんが、意識を変えるということがいちばん重要なのです。

生物は与えられた環境のなかで、たえずよりよい生存の仕方を身につけてきました。そのなかで苦労をしながら、解糖系とミトコンドリア系という二つのエネルギー経路を獲得してきたのです。

この二つの性質の違いをよく理解し、自律神経やストレスとの関係について学んでいくことが、心身ともに健康な生き方を見つける方法といえるのです。

「頑張りすぎず、怠けすぎず」

ここまでストレスがたまることで引き起こされるバランスの崩れについて見てきました。

しかし、バランスが大事であるという以上、逆にストレスが少なくなりすぎても体にはよくありません。ストレスを回避することが、逆に病気につながる面もあるからです。

わかりやすくいえば、ストレスがたまると交感神経が、ストレスが少ないと副交感神経が過剰に働くことになるのです。

働きすぎが低酸素・低体温の持続につながることはわかりますが、ストレスを回避してば

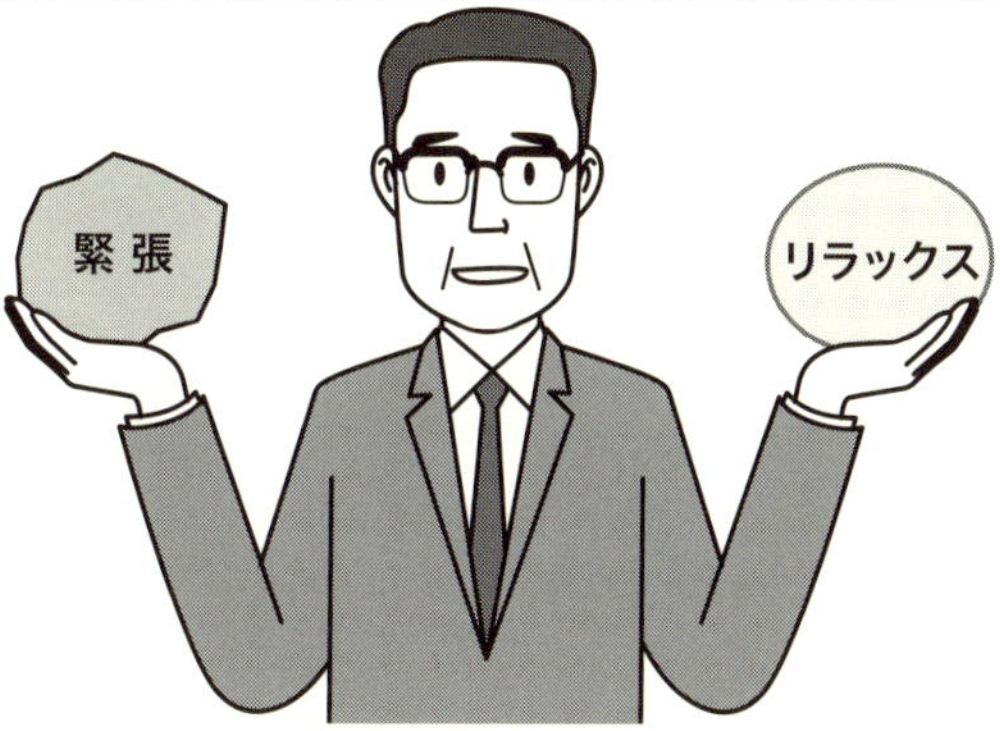

人生はバランスが大事

かりいても代謝が抑制され、その結果、低体温になりやすい面がある。そうなればリンパ球があっても働かず、免疫力は落ちてしまうでしょう。

いつも緊張して興奮状態にある人は、しっかりリラックスして、解糖系の世界から抜け出す必要がありますが、部屋に引きこもり、いつもダラダラすごしているような人は、逆に緊張する必要があるということです。

ストレスとは無縁の生活をしていそうな、のんびりおっとりした人でもガンにかかることがあるのは、副交感神経に偏りすぎた生き方の結果、低酸素・低体温に陥ってしまったことを意味します。

また、こうしたのんびりしすぎの生き方をすると生活全般の能力低下が進み、日常生活そのものがストレスになってきます。

いま増えている女性の乳ガンでも、その患者のすべてが働きすぎで、交感神経過剰の生き方をしているわけではありません。おしとやかでおっとり暮らしている女性でも、代謝が抑制されてガンの条件が生まれることがあるのです。

いまの日本の社会を見渡せば、おそらく**病気になる人の七割は、ストレスを抱えすぎた交感神経緊張型だといえますが、残りの三割はストレスのまったくない、それとは正反対の、副交感神経への偏りが顕著なタイプであるでしょう。**

どちらにしても、大事なのは生き方のバランスなのです。

人間は緊張とリラックスの間を行き来しながら、つねにギリギリのところで健康を確保している存在です。そのギリギリのバランスが崩れることで病気が現れるのだとわかっていれば、ストレスとの賢いつきあい方も見えてくるはずです。

頑張りすぎず、かといって怠けすぎず……こうしたバランス感覚を身につけていくことが、よい人生を送るためのテーマといってもいいかもしれません。大病を回避し、悠々と年を重ねていくことにもつながるでしょう。

病気は生き方の偏りを知るチャンス

ここで少し視点を変えて、ガンになる体の部位について着目してみましょう。

人によってガンを患《わずら》う部位が違ってくるのは、「低酸素・低体温にさらされた場所がどこであったか」ということが関係しています。

たとえば、ストレスが重なって胃がキリキリ痛むことが多い人は、胃が低酸素・低体温にさらされていると考えられます。この状態が持続すると胃の細胞の過剰分裂が始まり、やがて胃ガンになるわけです。

これと同様に考えれば、心配事で胸が塞《ふさ》がれてばかりいると肺ガンになり、おしゃべりな人は喉頭《こうとう》ガンになりやすいことがわかります。

演説やスピーチをする機会が多い人は、喉《のど》の一帯を使いすぎることで低酸素・低体温の環境になりやすいため、きちんとストレスをケアできないままこの状態が続いてしまうと、細胞がガン化します。

もちろん、先ほども触れたように、楽をしすぎても代謝の低下で血流障害が起こり、前立《ぜんりつ》腺《せん》ガンのようなガンにかかりやすくなります。

前立腺ガンは、スポーツのしすぎなど解糖系の酷使によっても起こりやすい病気ですが、それとは逆に、運動不足で副交感神経が優位になりすぎることが原因というケースも多いのです。左うちわでソファにどっかと座り込んでいる太鼓腹《たいこばら》の社長さんに前立腺ガンが多いのは、副交感神経へのバランスの偏りが原因でしょう。

こうした人は体の代謝を高めるためにも、まず肥満の改善が必要です。身のこなしが軽くなることで交感神経もほどよく使え、バランスが整うのです。

また、悩み事ばかりを抱えている人は頭にストレスがたまりやすく、低酸素・低体温により脳腫瘍《のうしゅよう》などが現れやすくなります。

胸の大きな女性が乳ガンにかかる場合、胸が突出していて冷えやすい＝分裂がうながされるから、という理由も考えられます。

ジョギングや縄跳びなどの上下運動をすると、骨髄が刺激されることで、多発性骨髄腫《こつずいしゅ》や骨肉腫《こつにくしゅ》にかかるケースもあるでしょう。立ったりはねたりすることは、思いのほか体にストレスがかかることなのです。

また、骨への負担ということでいえば、骨髄性白血病も、重い荷物を背負ったり、立ち仕事が持続したりしている人に起こりやすいといえます。

かつて、骨髄性白血病を患った五十代の男性が電話相談してきたことがありましたが、話を聞いていくと、自営業で立ち仕事が中心でした。歌舞伎の市川団十郎《いちかわだんじゅうろう》さんも同じ病気にかかり療養されましたが、あれだけ重い衣装をつけて稽古《けいこ》をし、舞台に立つわけですから、相当な重力の負担があったということでしょう。

こうした症状の現れは「部位特異性」と呼ばれていますが、いずれにせよ問題は「生き方の偏り」にあるということができます。

つまり、**特定の部位を過剰に酷使したら、その部位を中心にストレスがたまり、低酸素・低体温に陥りやすくなる。言い換えれば、特定の部位がガン化するということは、自分自身の生き方の偏りがそうした形で現れているということです。**

決して不思議なことではなく、そこにもしっかりとした理由が見られるのです。

病気になるということは、その人に特有な生き方の偏りが確認できるとてもいい機会でもあります。自分自身がどんな生き方をしてきたか、そして、これからどうやって生きていけばいいかを知る手がかりにもなるでしょう。

繰り返しますが、偏っていることが悪いわけではありません。偏りが病気に現れる仕組みを理解し、生き方を修正すれば、私たちはよりよい生き方を学んでいけるのですから。その意味では、病気になることは己を知ることでもあるでしょう。

「ストレスの効用」

この章の最後に、意外と誤解されていることの多い自律神経の働きについて、若干の補足をしておきましょう。

ここまで私は、交感神経と副交感神経をわかりやすく対置させてきましたが、これは本来一体になって機能するものです。

身近な例として、スポーツをする場面を思い起こしてください。

体を動かし始めると心肺機能が高まり、体にはストレスがかかるため、徐々に交感神経が優位になっていきます。この時間が続くほどきつく、ときには「もうイヤだ」と感じてしまうこともあるでしょう。

しかし、こうしたつらい経験をしたあとに休息に入ると、ストレスから解放され、徐々に副交感神経が優位になります。その結果、大きなカタルシス（解放感）や安らぎが得られることになるはずです。

通常、平静時の脈拍は一分間に六〇回程度ですが、スポーツ選手などは、体を動かし終わって休息に入ると、脈拍が五〇程度か、場合によってはそれ以下にまで低下するといいます。

こうした脈拍の低下は「スポーツ心臓」などと呼ばれますが、この脈拍五〇やそれ以下の状態が、彼らにとって安らぎの世界でもあるのです。

お気づきかもしれませんが、この安らぎは初めからあるものではなく、つらいことをしなければ決して得られないものです。

すなわち、**興奮と安らぎ、頑張りと休息は表裏一体のものであり、安らぎや休息だけを得ることはできないということ。この関係性が見えてくると、ただ怠けていればいいというわけでないこともハッキリ見えてきます。**それは楽な状態であっても安らぎとはいえません。

真の安らぎや幸福感を得るためには一生懸命体を動かすことが必要であり、こうして生きる喜びを感じられるようになるのです。

交感神経と副交感神経は一体のものであるということの意味は、それぞれがバラバラに働いているわけではないということ。それを忘れてしまうと、どちらかに働きが偏り、幸福感は手に入れられなくなる。こうして生きる喜びを見失うだけでなく、偏りを知らせるため、病気や体調不良が現れることになるわけです。

もちろん、同じスポーツであっても、メジャーリーグの松坂大輔《まつざかだいすけ》投手と一般の人とでは運動量そのものが違います。

本人の生まれ持った体質や資質によって運動から受けるストレス度が決まってくるため、自分ができることの境界をしっかり見極めないと、それによって生き方が偏り、安らぎの世界は遠ざかってしまうでしょう。

どの運動をどれくらいすればいいのか——これは個人差があって一概にいえるものではありません。

腕立て伏せ一〇〇回を楽にこなせる人は、そうした自分の境界のなかで生きる喜びを見つけなくてはなりません。逆に、一〇〇回でも限界に近い資質で生きている人もいます。ここでも己を知るということが重要になってくるのです。

もちろんこれは、スポーツ以外の様々な場面でもいえることです。

一つの目的を達成するにはストレスが必ず伴いますが、このストレスを味わわなければ幸福感は得られません。

ストレスの世界は低酸素・低体温、そして高血糖といった、一歩間違えばガンや生活習慣病にもなってしまう解糖系の世界です。私たちはこれを上手に使いながら、人生の楽しみを手に入れているのです。

こうした点をふまえ、最近の私は、「血圧に正常値や正常域は存在しない」とまで発言するようになっています。

ふつうの生活を送りながら血圧が高い人は、そういう資質を持つ人、すなわち、きびきびした人や努力家が多いので、睡眠時間を長くして、バランスをとればいいのです。

繰り返しますが、ストレスのない生活がいいわけではない。楽することばかり求めていても生きたことにはなりません。

私たちには、交感神経と副交感神経、解糖系とミトコンドリア系、こうした二つの異なる世界が宿っているのですから、これらの機能を使いこなすことが大事なのです。解糖系が病気の温床だからと、ただ避ければいい、ミトコンドリア系に逃げ込めばいいというものではありません。副交感神経ばかりを優位にすればいいわけでもありません。

それが、いわゆる中庸《ちゅうよう》の世界の本質です。難しいことでもありますが、そこに生きることの意味やすばらしさが見えてくるはずです。

次章では、調和した生き方とは実際にどのようなものか、私たち人間の一生を例にとりながらさらに考察していきましょう。

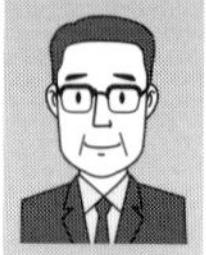

安保研究室から 3

ストレスの意味をとらえ直そう

生物は危機に見舞われるとストレス反応が起こり、低酸素・低体温状態になります。高血糖にもなるでしょう。これらはどれも、体にとってはよくない状態。医者はその点にばかりに注目し治療しようと考えますが、もう少し視野を広げれば、それは危機を乗り切るための体の反応であることが見えてきます。

低酸素・低体温状態が続くと、解糖系エネルギーが優位になるとお話ししてきましたね？解糖系は瞬発力を生み出します。私たちの体は、瞬発力＝解糖系エネルギーをフル稼働させることで、危機を乗り切ってきたのです。

体に悪い状態をいたずらに罪悪視せず、生きるための体の知恵であるという点もよく理解してください。もちろん、こんな状態が長く続けば体調をこわし、病気になるのは当然のこと。その意味では、ミトコンドリア系＝持久力の世界への切り替えが、最大のストレス対策であることも見えてくるはずです。

第四章

調和した生き方とは何か

「エネルギー系が偏っている野生動物」

これまでお伝えしてきたように、私たちの体は二つの異なるエネルギー系によって成り立っています。

その一つは、反応が単純なためすぐに製造できる解糖系エネルギー、もう一つは反応が長く複雑なため製造には時間がかかるミトコンドリア系エネルギー。私は前者を瞬発力、後者を持久力と表現してきました。

私たちの体を構成する細胞の内部にこうした二つのシステムが備わっている以上、どちらも体にとって必要なものにほかなりません。この二つをうまく使いこなすことが心身の健康維持の秘訣《ひけつ》であるわけですが、ここまでの説明では、なぜ使い分けが必要なのか、ピンと来ない人がいるかもしれません。

この点は人間以外の生物の活動を観察するとわかりやすいでしょう。

たとえば、マグロやカツオ、サバのような回遊魚は、一ヵ所にとどまってジッとすることができません。そして、これらの魚は赤身魚と呼ばれるように、ミトコンドリアが多く含まれる赤筋＝遅筋を使って泳いでいるため、持久力が非常に発達しています。

一方、タイやヒラメなどの白身魚は波間に漂ったり海底の砂のなかに潜んだりしながら、エサに食らいつくときだけ一気呵成《いっきかせい》に動きます。こちらはミトコンドリアの少ない白筋＝速筋が発達しているため、瞬発力＝解糖系のほうが優れているのです。

これと同様、鳥の場合では、カモのような渡り鳥は持久力に優れていることからミトコンドリア系に、持久力どころか飛ぶことすらできないニワトリは解糖系に依存しているといえます。実際、カモはミトコンドリアの多い赤身の肉（赤筋）、ニワトリは白身の肉（白筋）が多いでしょう。これらは焼き鳥にして食べてみればわかります。

野生動物でいえば、ライオンのような肉食動物は、ふだんは寝そべり一瞬の瞬発力で獲物を捕まえることからわかるように、白筋＝解糖系のエネルギーを有効活用している生き物です。これに対して、赤筋＝ミトコンドリア系が発達しているのは、のっそりしたウシや持久力のあるウマなどの草食動物でしょう。

その証拠に、ウシやウマの肉はミトコンドリアが多いため真っ赤な色をしています。鶏肉と比べればその違いは一目瞭然《いちもくりょうぜん》でしょう。

ちなみにスーパーを覗《のぞ》いてみるとわかりますが、同じ牛肉でも、輸入牛のほうが国産牛よりも赤い色をしています。ミトコンドリアは運動をしなければ増えませんから、輸入牛の肉が赤いのは、放牧して運動させているからだと推察できます。そのため味も濃厚で、調理するならステーキなどに向いています。

一方、国産牛のほうは運動不足の結果ミトコンドリア不足になるため色が薄く、その分、味も淡白です。そのため薄切りにしてしゃぶしゃぶなどにして食べる。濃厚な味はないものの、柔らかさは上でしょう。

「人間が最も調和した存在」

話が脱線してしまいましたが、生物は同じ種類でも、解糖系かミトコンドリア系かのどちらかに偏っていることが多いことがわかります。

片方だけに完全に依存しているということはありませんが、どちらかを特化させることで生存環境に適応しようとしているのです。

これに対して、人間はどうでしょうか？　向き不向きはありますが、瞬発力が必要な一〇〇メートル走も、持久力が必要な四〇キロのマラソンも、どちらでもできるでしょう。

わかりやすくいえば、「解糖系：ミトコンドリア系＝1：1」これが生命にとっての調和の公式です。この公式からわかるように、自然界では、人間こそが最も「調和のとれた存在」といえるのです。

自然破壊を行い、生態系にダメージを与え続けている人間が、最も調和的といっても違和感をおぼえる人が多いかもしれません。しかし、私たちの体は二つのエネルギー経路をうまく使い分けることのできる能力を有しているわけです。ですから、多くの人は誰に教わらずとも、この調和的な生き方をごく自然に行っている——。

それは、人間の一生をたどっていくとよくわかります。

まず生まれたばかりの頃は、まだ細胞分裂がさかんであるため、無酸素の解糖系が優位に働きます。興味深いことに、ミトコンドリアは誕生時にはほとんどなく、出生時の肺呼吸と同時に増えはじめるのです。そして三歳をすぎたあたりからかなりの数になります。

「三つ子の魂百まで」という言葉の通り、確かに私たちの体は三歳までの時期にさかんに分裂を行い、脳や心臓などの主要器官が形成されて賢くなり、その人の一生の基礎ができあがります。

こうした成長は三歳を過ぎて以降もゆるやかながら続いていき、一五歳ごろになると体の成長が止まります。ミトコンドリアの増加によって、かつてミトコンドリアが寄生したときに持ち込んだ分裂抑制遺伝子が働き、分裂がしだいに抑制されるからです。

正確には、精子や皮膚、髪、骨髄、腸の上皮には分裂が残りますが、その他の部分では分裂が止まり、解糖系の機能は縮小します。そして徐々にミトコンドリア系の有酸素運動がさかんになってくるのです。いつまでも分裂を続ける細胞群の特徴は、細胞当たりのミトコンドリア数が少ないこと。

こうした体の仕組みが見えてくると、子供がいつも飛び回って、とても元気であることの理由がわかるでしょう。

解糖系の無酸素運動が活発であるため、瞬発力のエネルギーがあり余っているのです。そのため、ちょっとしたことですぐに暴れ出す。しかし持続力がないため、飛び回りはしますが、長距離走まではできません。

飽きっぽく、片付けまでには気が回らないため散らかしっぱなし……それが思春期を迎えるころから解糖系が縮小し、ミトコンドリア系が活発になるため、どんどんおとなしくなるのです。

こうした点を理解すれば、若いお母さんも、子育てには必要以上に悩まなくなるはずです。これは体に備わった生理のようなものであり、解糖系のなせる業《わざ》なのですから、無理に抑え込んでも反発されるだけなのです。

子供はうるさく遊ぶものだと受け入れることでイライラも減り、愛情ももっと増してくるかもしれません。

子供が「おとなしくなる」ということは、解糖系からミトコンドリア系へと切り替わり、

「大人らしくなる」ことを指すのです。

年齢によって生き方が変わるわけ

解糖系とミトコンドリア系の比率は、大人に成長して以降もゆるやかに変化していき、個人差はありますが、おおよそ二十～五十代の間に「１：１」の「調和の時代」を迎えることになります。解糖系とミトコンドリア系をともに活用できるこの四〇年ほどが、私たちの人生の最盛期にあたるわけです。

たとえば、「若気《わかげ》の至り」という言葉があるように、人は若い頃、カッとしやすいところがあるものですが、年を重ねるとともに落ち着きが出てきて、徐々に物事を冷静に判断できるようになるでしょう。

中年期以降、性格が丸くなるといわれているのは、ミトコンドリア系の有酸素運動のほうが優位になるから。それとともに動作もゆったりとしはじめ、若い頃にできたきびきびとした動作は少なくなります。

そして、六十代からは老年期を迎え、完全にミトコンドリア系の世界へ移行し、最後は死を迎えるわけです。

私自身、若い頃はとても短気でイスを蹴飛《けと》ばしたり、学生たちに当たり散らしたりしたことが多々ありましたが、五十代に入ったころからミトコンドリア系の割合が多くなり、性格もずいぶん丸くなりました。

この時期に発見した「自律神経の免疫支配」の法則を自分自身の生活にも当てはめ、ガツガツと食べるのをやめて睡眠時間を増やすなど、副交感神経を優位にする様々な努力をしました。そのおかげで性格がおだやかになった面はありますが、じつはそうした方向に気持ちが変化していったこと自体、生命の法則に基づいたもので、とても自然な流れであったといえるのです。

その私も六十代に突入しましたから、自然な流れに従うかぎり、これから先はさらにミトコンドリア系が優位になってくることになります。酸素をしっかり取り入れ、あまりガツガツせずにゆったり過ごすことが、無理のない生き方ということになります。そうやって生きたほうが病気にもかからず、老熟できるでしょう。

逆にいえば、老年期に近づいているにもかかわらず、解糖系に依存する若いころの癖《くせ》が抜け切らないままでは、低酸素・低体温の条件が持続し、ガンや生活習慣病にかかりやすくなるといえます。

それは人生の集大成の時期を苦しみながら過ごし、つらい思いをしながら死んでいく生き

生命の調和の法則

解糖系：ミトコンドリア系

＝

1：1

エネルギー系と年齢の関係

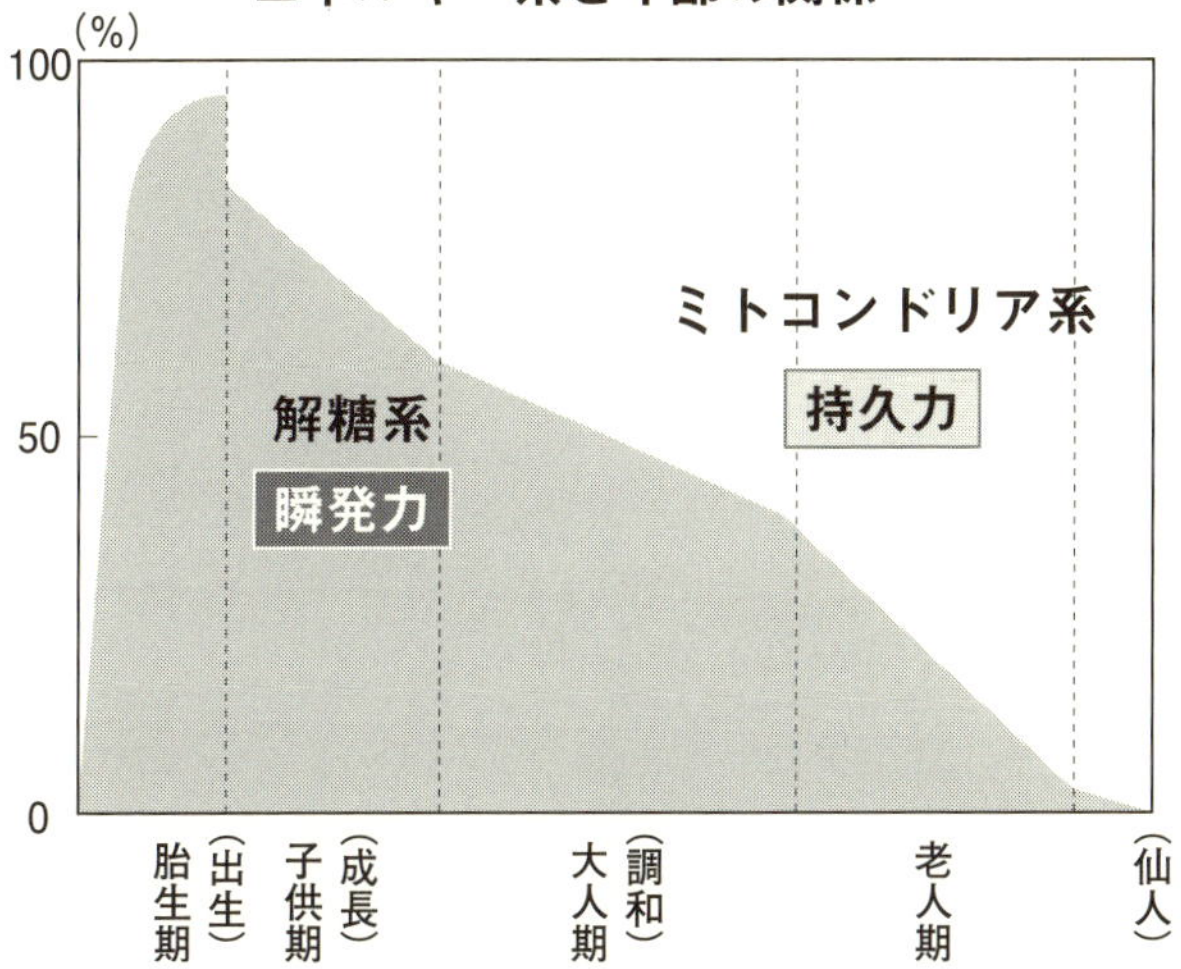

細胞内のエネルギー工場である解糖系とミトコンドリア系は、年代によって使われる比重が違ってきます。図表のように両者がほぼ１：１の割合で働く20～50代が、人間にとっては最も脂《あぶら》の乗った「調和の時代」にあたるのです。

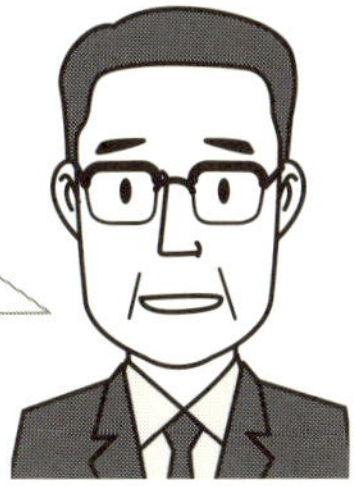

方。仕方ないことだと思っても、本当に望んでいる人はいないでしょう。自然の摂理《せつり》を理解し、解糖系からミトコンドリア系へ、年を重ねるとともに徐々に生き方を切り替えていくことが大事なのです。

「老化にも二種類ある」

もちろん、病気をしようがしまいが、私たちには寿命があります。やがては死を迎えるのが宿命であることも事実でしょう。

酸素を必要とするミトコンドリア系は、長生き＝長息の世界であると同時に、酸化＝老化の世界でもあるからです。

無酸素状態で分裂しながら成長し、子供から大人へと成長していった人間が、年老いていく過程でミトコンドリア系にシフトし、最後には酸化の害によって死を迎えるのも必然というほかありません。

ここで、解糖系の原始細胞にミトコンドリア系の好気性細菌が寄生したという、第二章で解説した太古の時代の話を思い出してください。

酸素嫌いであった私たちの祖先細胞（解糖系生命体）と酸素好きの細菌（ミトコンドリア

の原型）の合体によって生命はここまで進化してきたわけですが、有害だった酸素を完全に無毒化できたわけではありません。

それどころか、過剰なストレスによって体内に発生する活性酸素の影響で、老化や病気が引き起こされることはお話しした通りです。

私たちの体には、抗酸化酵素がありますが、食物から得るビタミンCやE、ファイトケミカルなどの抗酸化物質にも、活性酸素の害を取り除く働きが備わってはいます。

しかし、それらを摂って抗酸化に励んだとしても、年齢を重ねるとともにやがて老化に抗し切れなくなるのは自然の摂理です。

顔にシミやシワができるのも酸化＝老化の現れであり、それは決して間違って起こることではありません。努力すれば二十代に戻れるわけではないので、老いそのものは受け入れなければならないでしょう。

もちろん、ここまでの話をふまえれば、生命が老化していくプロセスには二種類あることが見えてきます。

一つは、解糖系からミトコンドリア系へと移行し、調和のバランスが崩れることによって起こる老化。これは文字通りの老化現象ですから、とても自然なことです。若い頃のような勢いはなくなりますが、ゆったりと酸化が進んでいき、与えられた天寿をまっとうすることができます。

ただもう一つ、**仕事で無理を重ねるなどして解糖系を酷使することで進んでしまう老化もあります。**

こちらは、調和の時代の段階で、すでにそのバランスを崩すような生き方をしていたケースで、低酸素・低体温の条件下で活性酸素が生まれ、ガンや糖尿病などの生活習慣病が発症しやすくなります。

こうした解糖系の使いすぎは、後始末としてミトコンドリア系の負担も増します。すでに触れたように、乳酸の処理がミトコンドリアで行われているからです。

二十～五十代の調和の時代は、無理をしたら休む、また無理をしたら休む……この繰り返しのなかで解糖系とミトコンドリア系、交感神経と副交感神経のバランスをとることが求められます。しかし、このバランスがうまくとれないまま老年期に入っていくと、体の無理によって老化が進んでしまうのです。

従来、「ミトコンドリア老化説」といって、生物の老化はミトコンドリア系が関与していると考えられてきましたが、解糖系の酷使（怒り、頑張り、重労働など）によって生じる老化が本質です。そして、ミトコンドリアがその巻き添えになっているわけです。

こうした生命の法則は、人がどんなふうに生きたらいいか、その点を考えるうえで大きなヒントになるはずです。

子供と老人で食べ方が異なるのはなぜか

解糖系からミトコンドリア系へと細胞のエネルギーシステムが移行するプロセスは、私たちの食生活にも大きな影響をもたらします。

たとえば、解糖系優位の子供のころは、起きている間はたえず忙しく動き回るため、とてもお腹が空くものです。

特に成長期の子供は、朝・昼・晩の三食でも足りないくらいで、おやつも必要となります。解糖系エネルギーは効率が悪いため、とにかくたくさん食べないと元気を維持できないのです。

大人から見たら食べすぎというくらいでも、それで胃がもたれたり、肥満になってしまったりすることは、あまりありません。

もちろん、解糖系が優位なこの時期に、外で遊んでエネルギーを発散せず、漫画を読んだり、テレビゲームばかりしていたら、摂取エネルギーが過剰になって肥満になることもあります。しかし、子供が子供らしく自然に生きているかぎり、食べた物はすぐにエネルギー変換され、食べすぎの問題は起こらないわけです。

こうした子供の時代から二十代、三十代と年齢を重ねていくと、ミトコンドリア系が優位になり、瞬発力＝解糖系が後退する分、さすがにおやつまではいらなくなります。食べなくなるわけではありませんが、食べすぎると消化されず、スポーツ選手のようによほど解糖系を使わないかぎり、過食が肥満や病気の原因になっていくのです。

そして、中年期を経て老人の世界へ近づいていくとさらにミトコンドリア系が優位になるため、食が細くなっていき、脂《あぶら》っこいものなどはあまり受け付けなくなります。肉よりも魚や豆が欲しくなるのもそのためです。

老人になれば、そうした欲求も後退し、完全に少食の世界に入っていきます。おやつどころか三度の食事もいらないくらいでしょう。さしずめ、霞《かすみ》を食べて生きる仙人のような境地です。

何を食べればいいかということについては様々な議論がありますが、こうした人間の生理に照らし合わせれば、人生の節目節目で食べ方も違ってくるというのが真実です。

一つの食べ方を生涯続けるわけではありません。その点を無視してしまうと、体が望んでいない食事を押しつけることになります。栄養があろうがなかろうが、それがプラスになることはないでしょう。

たとえば、最近では朝ご飯をしっかり食べることがすすめられていますが、朝ごはんが本当に必要なのは解糖系優位な子供の年代です。

大人や老人は、食べすぎを回避するため、朝ごはんを少なくしたり、抜いたりすることも必要。しかし、同じやり方で子供を少食の世界に入れてしまうと、解糖系が十分に働かず、成長が妨げられてしまいます。

子供の場合、少し食べ過ぎるくらいでも問題ないのです。朝ごはんをしっかり食べて学校に行けば、解糖系のパワーで元気に過ごせ、脳にも糖が行き渡るため、学校の成績も上がるでしょう。食べるということは、その栄養を細胞で活動エネルギーに変換するということですから、その仕組みをよく理解しなければなりません。

解糖系が優位な子供のときと、ミトコンドリア系が優位な老年期では、食べ方が変わるのは自然な法則です。すべての人に通用する栄養学などはないということを、まず知る必要があるでしょう。

「腹八分目」の本当の理由

こうして考えると、江戸時代の儒学者・貝原益軒《かいばらえきけん》（一六三〇～一七一四）が説いた食養《しょくよう》生《じょう》の世界などは、ミトコンドリア系の世界へと移行していく中年期以降に必要となる考え方だといえます。

益軒は『養生訓』という著書のなかで「腹八分目」をすすめていますが、これは解糖系から脱却する食べ方の基本にほかなりません。要するに彼は、「年をとったら、ミトコンドリア系の食べ方に変えなさい。そうすれば自然の摂理に従って長生きできますよ」といっていたわけです。

この益軒の『養生訓』の世界をさらに進めたのが、同じ江戸時代の観相家・水野《みずの》南北《なんぼく》（一七五七〜一八三四）です。

彼は、若いころはかなり気性の荒い性格で、酒とばくちと喧嘩《けんか》に明け暮れる、解糖系のエネルギーを乱用したような生活を送っていたと伝えられます。

それが、あるとき人相見の老僧に、「おまえには死相が出ている。このままでは一年以内に死ぬだろう」と警告されたのを機に、一念発起し、麦と大豆しか食べない生活を一年間続けるようになりました。その結果、顔から死相が消えて、気持ちが落ち着き、運勢までよくなってしまったといいます。

食事を変えることで解糖系過剰の世界から抜け出し、見事にミトコンドリア系の世界にシフトできたということでしょう。

彼は「食は命なり」「食は運命を左右する」という言葉を遺していますが、確かに食べ方を変えるだけで生き方は変わります。

ミトコンドリア系の世界は持続力の世界であり、性格的にはあわてない、怒らない、じっくり物事を考えるなど、文字通りのゆったりとした長息の世界です。ゆったりした呼吸で酸素を取り込むため、食事で栄養補給する必要は少なくなり、そうしたほうが体の調子もよくなり、病気をすることもなくなっていきます。

体調が変われば気持ちも明るくなり、運も拓《ひら》けてくる。食べ方一つで人生が変わるということの意味が見えてくるでしょう。

こうしたミトコンドリア系の悟りの世界を極限まで突き詰めたのが、仙人と呼ばれる人たちということになります。

先に触れたように、仙人は「霞を食べて生きる」といいますが、この境地になると実際にほとんど食べ物はいらなくなります。栄養学の常識からは掛け離れた話に思えるかもしれませんが、これは決して不思議な話ではありません。詳しくは第八章で解説しますが、要は**「食べることで生命を養う」という栄養学の考え方は、解糖系の働きのみを基準にした偏ったものにすぎないのです。**

実際、昔の高僧などは、食を減らすことによって頭脳明晰《めいせき》になり、最後は食を完全に断って死んでいきました。老年期の少食は体に合ったことですから、それが自然で幸福な死に方だったのです。

これに対して、現代医療では寝たきりの老人を元気にしようと、点滴で栄養補給し、解糖系の世界へ無理やり引き戻そうとします。また、胃瘻《いろう》といって、食事が満足に摂《と》れない高齢の患者に、胃に直接チューブで水や栄養を送るような処置もします。

栄養を与えることが生命をつなぐことだと考えているからでしょうが、もう解糖系の出番はないという発想がどこにもありません。

本来ならば、寝たきりになり食が細るということは、ゆったりとしたミトコンドリア系の世界に身を委《ゆだ》ね、これまでの人生を感謝しながら振り返る貴重な時間になるはずのものです。それはとても自然なことで、何の問題もありません。

それが、解糖系の過剰な世界に無理やり入り込まされ、苦しみはじめたら今度は痛み止めを飲まされ、恨みやねたみ、迷いの世界にどんどんと落ち込んで亡くなっていくとしたら、不幸としかいいようがありません。

老年期がミトコンドリア系の世界であることがわかれば、死期が近づいているときに栄養をとらせることがいかに生命の法則に反した愚かなことなのか、この点が理解できるようになるはずなのです。

野生の動物は、学ばずしてこの流れに入って死を迎えているのでしょう。

延命治療は必要か

ここで食べ方の問題に関連して、体内の栄養処理の意外な働きについて紹介しましょう。

体内に吸収された栄養素は血液やリンパ液によって細胞に運ばれますが、食べすぎると余分な糖などが血液中に残ります。こうした余分な栄養素を処理しているのは、防御細胞の一つ、マクロファージですが、やせている人ほどこのマクロファージの数が少ないのです。

これは大食の人ほど栄養処理するマクロファージが必要であるためで、やせて食が細い人が無理やりどんぶり飯を食べさせられたら苦痛をおぼえるのも、マクロファージの数が少ないことが関係していると考えられます。

健康な人がどんぶり飯を無理やり口に入れるだけでも苦しいのですから、死期が近づいた、食事をほとんど受けつけない人が延命のために栄養をとらされたら、それ以上の苦しみがもたらされるのは当然でしょう。

死ぬときは苦しむものだと思っている人が多いのかもしれませんが、生命の法則に従って生きれば、だれもが大往生《だいおうじょう》できるのです。

現代人は解糖系の生き方に偏りすぎているため、どうしてもその価値観で物事を見てしまう嫌いがあります。

しかし、生物は死を迎えるとき、解糖系の瞬発力はとうに消え失せ、枯れるようにして静かに亡くなっていくものです。動物などもそうやって死にます。解糖系のエネルギーを遮断《しゃだん》してミトコンドリアの世界だけで細々と生き、最後は酸素すら受け入れるのをやめ、静かに息を引き取るのです。

こうした死に方を受け入れられないのは、生きていることばかりをよしと考える、現代人の死生観の問題も関係しているでしょう。

死ぬときに味わう苦しみを恐れているから生に執着するのかもしれませんが、すべての死が苦しみを伴うとはかぎりません。また、病気などで苦しみをおぼえることがあったとしても、それは間違ったことではなく、私たちの体が必死に適応現象を繰り返していることの現れなのです。

こうした生命の精妙な働きがわかれば、死に対するイメージもかなり変わってきませんか？　生きることと死ぬことは表裏一体のことなのですから、片方だけを恐れているのはおかしな話だと思うでしょう。

私自身、これから一〇年、二〇年と時間をかけて少しずつミトコンドリア系の世界へ入りながら、徐々に食を細くし、穏やかな気持ちで死期を迎えたいと思っています。

お年寄りを介護している家族のみなさんも生命の法則をしっかり理解して、むやみに延命治療は行わないようにすることです。「精一杯のことをしたい」という気持ちはわかりますが、実際には当人にひどい苦しみを与えることは、これまでの説明でわかるでしょう。

死が自然の摂理だということの本当の意味は、解糖系とミトコンドリア系の関わりのなかで初めて見えてくるものなのです。

「食べすぎると低下する免疫力」

いずれにせよ私たちは、自然に生きていけば、徐々に解糖系からミトコンドリア系へとシフトし、無理をせずとも少食の世界に入っていきます。

しかし、解糖系とミトコンドリア系の調和が必要な大人の時代（二十〜五十代）に解糖系に依存した生き方を続けていると、生き方のバランスが崩れてしまい、肥満や生活習慣病の度合いが増していきます。

断食《だんじき》が体にいいとされるのも、解糖系への依存状態を正し、バランスの崩れを戻すために有効だからです。

また、先ほどお話ししたマクロファージによる栄養処理の必要性が減っていくため、マクロファージは細菌やウイルスなどの外敵の防衛のほうに専念できるようになります。こうして、食べないことで免疫力が増すことになるのです。

実際、栄養処理に駆り出されたマクロファージを顕微鏡で観察すると、パンパンに膨れてしまってほとんど身動きがとれません。こうしたマクロファージは泡沫《ほうまつ》細胞と呼ばれ、防御細胞としての働きはできなくなります。

食べ物の栄養は体にとって必要なものですが、とりすぎてしまうと免疫力が低下し、病気を呼び込む原因になります。日頃から過食傾向にある人は定期的に断食を行い、生き方のバランスを取り戻すことも必要でしょう。

もちろん、いくら断食がいいといっても、これまで普通に食べていたものを制限するわけですから、ある程度の慣れが必要になります。

私の研究室で断食の実験をしたことがありますが、学生も私も三食抜いただけでイライラし、ささいなことで腹を立てることに気づきました。慣れるまでは、いつも使っている解糖系の回路が「早く栄養をよこせ」と要求してきますから、心のコントロールがなかなか難しいということでしょう。

人はもともとごちそうを食べれば満ち足りた気持ちになるようにできています。解糖系が優位なうちは食べることでイライラがとれ、怒りがなくなるのも事実。あまり無理をして絶食してもかえって体調は悪くなります。それどころか、ひどい低血糖に陥ってしまうこともあり、指導者もつけずに長期の断食を行っていると、最悪の場合、死に至る危険性もあります。

断食というのは、やがてやってくるミトコンドリア系の世界を先取りするような行為ですから、あまり無理をせず、意識的に訓練して慣らしていくことが大事です。その意味では、断食はトレーニングの世界にほかなりません。無理なトレーニングは体のバランスを崩すリスクがあり、体にはよくないのです。

「大事なのは年齢にふさわしい生き方」

お気づきかもしれませんが、こうした老年期に訪れるミトコンドリア系の世界は、宗教がいう悟りの世界とも重なる面があります。この章の最後に、科学の目から、悟りの実態について迫ってみましょう。

宗教の修行者が目指しているのは、簡単にいえば、少食と呼吸法によって、解糖系の欲の世界から解脱《げだつ》し、ミトコンドリア系の有酸素運動でゆったり生きていくことです。

たしかに、ミトコンドリア系が優位になると精神的に落ち着きが増し、闘争心は後退します。怒りや悲しみ、憤りや迷いなどは低酸素・低体温の世界ですから、そこから抜け出すことは心の平和への道でもあり、同時にミトコンドリア活性による健康長寿にもつながります。

長い人生のなかで様々な経験をしながら、最後にそうした安らぎの世界に向かっていくことは大きな意味があります。心の平和が得られる世界ですから、若いうちでも、ミトコンドリア系のゆったりした感覚は少なからず必要となるでしょう。

しかし、それは裏を返せば、人間の持っている俗っぽさの喪失にもつながります。若さを失うということでもあり、解糖系のエネルギーが必要な若い頃に無理に悟りの世界を求めてしまうと、エネルギーバランスが崩れ、精神的におかしくなることもありえます。

繰り返しますが、**大事なのはその年齢にふさわしい生き方。心身の健全さは、解糖系とミトコンドリア系のバランスのなかにあるのです。**

解糖系とミトコンドリア系がともに働く大人の時代が、細胞レベルでは最も調和した状態であることを、ここでもう一度思い出してください。

調和とはミトコンドリア系に偏ったものではなく、「解糖系：ミトコンドリア系＝１：１」の状態にあることをいう。すると、ただ解糖系を悪者扱いしているうちは、細胞に宿った潜在能力を半分眠らせてしまっていることになると思いませんか？　あまりストイックになりすぎると、それはそれで生命の法則から外れてしまうのです。

人は無理せずとも年齢を重ねれば自然とミトコンドリアの悟りの世界へと進んでいくわけですから、それまでは無理せずしっかりと社会生活を営み、二つのエネルギーの調和を意識することが大切です。

金銭欲、名誉欲、性欲もいたずらに忌避《きひ》すべきではありません。

若い頃は、ウィリアム・クラーク博士がいった「少年よ、大志を抱け」という言葉がそのまま当てはまります。この世界で生きることに意欲を感じるうちは、解糖系のエネルギーをうまく使いこなし、社会で思い切り活躍するといいでしょう。

それが行きすぎて病気になる人も出てくるでしょうが、それも生き方の一つで、悪いことではありません。瞬発力で様々なことに挑戦しながらも、感性を働かせて少しずつ力の抜き方をおぼえていけば、ミトコンドリア系の世界のよさも見えてくるはずなのです。

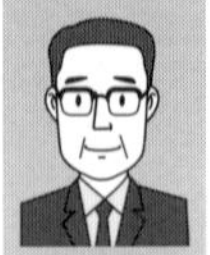

安保研究室から 4

病気になることも調和の結果

私はここまで、解糖系とミトコンドリア系という細胞に備わった二つのエネルギー経路についてお話ししてきました。

「膨大なエネルギーが生み出せるミトコンドリア系のほうが、解糖系より優れている」と感じた人も多いかもしれませんが、エネルギー経路としてはどちらも必要なもの。この点を見誤ってしまうと、生き方のバランスが崩れてしまい、自分の能力を十分に発揮できなくなります。

本書で「解糖系：ミトコンドリア系＝１：１」が最も調和のとれた状態であると解説しましたが、ここでいう調和とは、健康な状態を指すとはかぎりません。健康であることも病気になることも、私たちの体にとって必要な状態なのです。

「病気は悪いものだ」というとらえ方から脱却し、生命現象をありのままにとらえられるようになると、調和の意味がハッキリわかってくるでしょう。

第五章

意外に知られていない男女の違い

「生殖は二〇億年前の合体のやり直し」

ここまで述べてきた人体のなかにある二種類のエネルギー工場——この章では、これを、性という観点から見てみましょう。

私たち人は、男と女という二つの性を持っています。この性が交わることで新しい個体が生まれ、遺伝情報が受け継がれていく……あまりに当たり前すぎることですが、ではなぜ男女の性の違いが生じたのか、肝心なことが知られていません。

ここでもカギになるのは、解糖系とミトコンドリア系のエネルギー工場です。

解糖系エネルギーを使ってひたすら分裂を繰り返していた原始細胞（原核生物）は、有害だった酸素をエネルギーに変える好気性細菌を取り込むことで、爆発的な進化を遂げてきました。

この細胞内に取り込まれた好気性細菌がミトコンドリアの起源であることはお伝えしてきた通りです。

その数は、一つの細胞だけで数百から数千にも及びます。外部から寄生した多数の細菌に難しかった酸素処理をやってもらうことで、生命は人間のような高等生物へと進化する切符を手に入れたわけです。

ここで大事なのは、酸素の力で成長した生命は、成長と同時に老化から死へのプロセスも受け入れるようになった点です。

単純な解糖系のエネルギーだけで生命活動が営まれる原始細胞には、変化はあっても成長も進化もありません。

生命（真核生物）はミトコンドリア系のエネルギーを手に入れることで、成長と老化の世界に入りました。

成長と老化は相反することのように思われるかもしれませんが、酸素をエネルギーにするということは、成長や進化の切符を手に入れたのと同時に、酸化＝老化をうながすことでもあります。

成長するということの先には老化があり、そして死の世界がある……これが進化した生命体の宿命となったわけです。

もちろん、成長し老化するだけでは子孫は残せず、せっかくの種を繁栄させることはできないでしょう。そう、そこで新たにとられた戦略が、二つの個体の合体によって新しい個体を生み出す「生殖」という行為です。

生殖にはさまざまな形態があり、正確には解糖系のみの細胞分裂もその一つに数えられますが（無性生殖）、ここで問題となるのは、オスの精子とメスの卵子が合体する生殖（有性生殖）についてです。

　精子も卵子も、遺伝情報を次の世代に伝える役割を持った細胞の一種で、一般的には生殖細胞と総称されます。

　この生殖細胞の興味深いところは、精子も卵子も、減数分裂することによって、それぞれ半数の染色体しか残さないということ。動物の場合、交尾によって精子と卵子が結合することで、この半数の染色体が交差をして、一対一の割合でオスとメスの遺伝情報を引き継ぐことになります。

　植物の場合も、オシベから出た花粉がメシベに付着する受粉によって合体しますが、こちらも半数の染色体が交差することで、それぞれの遺伝情報を平等に引き継いでいます。

　いずれにしても、次の時代に子孫を残すための生殖の原点は、二つの異なる細胞の合体にあることがわかるでしょう。

　お気づきの人もいるかもしれませんが、じつはこの**生殖は、二〇億年前の解糖系生命体とミトコンドリア系生命体の合体のやり直しなのです。謎の多い男女の出会いの起源は、この時代にまでさかのぼれるのです。**

ミトコンドリアは女性的な器官

こうした生命の仕組みをふまえると、様々に議論される男女のあり方についても一つの答えが見えてきます。

まず、細胞の核の内部に目を向けてみましょう。

人間の場合、細胞内の核には二三対の染色体があり、遺伝情報を司《つかさど》るＤＮＡはそこに含まれていますが、例外があります。

同じ細胞内のミトコンドリアにもＤＮＡが含まれるのです。

このミトコンドリアＤＮＡは、ミトコンドリアがかつては外部の生命体（好気性細菌）であったことの証拠とされていますが、もちろん、みずからのＤＮＡだけで独自に活動できるわけではありません。

必要な遺伝情報の大部分を核のなかに移してしまうことで勝手な分裂を抑え、細胞内の一器官として収まっているわけです。

核のＤＮＡの情報を借りる代わりに水素をエネルギーに変換する仕事を引き受け、宿主《しゅくしゅ》細胞との共生関係を保ってきたと考えてもいいでしょう。

このミトコンドリアDNAの興味深いところは、母系の情報だけが次代に引き継がれるという点にもあります。受精卵は、ミトコンドリアが極端に多い卵子からのみミトコンドリアを受け継ぐ仕組みになっているのです。

そのためミトコンドリアDNAの祖先をどんどんとさかのぼっていくと、その起源はたった一人の女性にたどりつきます。

余談ですが、そうやって一五万年ほどさかのぼっていった先で行き着いた人類共通の祖先は、ミトコンドリア・イブと名づけられたアフリカの女性でした。

人類がアフリカで誕生し、その後世界各地に散らばっていったことが、ミトコンドリアの起源をたどることで判明したのです。

いずれにせよ、ミトコンドリアが母系の要素が強い、とても女性的な器官であることが見えてくるでしょう。これに対して、これから検討していきますが、分裂を繰り返す解糖系細胞は非常に男性的です。なかでも精子は、卵子とは対照的に、ミトコンドリアが極端に少ない解糖系で生きる細胞です。

私たち人間は、こうした女性的な要素と男性的な要素が細胞内で協力し合うことで、日々の生命活動を営んでいます。

この関係性を探っていくことで、男らしさや女らしさの意味、調和的な生き方のヒントがわかるはずなのです。

卵子は温めることで成熟する

ミトコンドリアが母系の器官であることは、卵子の働きを調べていくことでも確認することができます。

成熟した一つの卵子には、じつに一〇万個ものミトコンドリアが存在するといわれています。ミトコンドリアが多く集まる赤筋、あるいは心臓や脳では、一細胞あたりのミトコンドリアの数は四〇〇〇〜五〇〇〇ほどですから、これをはるかに上回る、膨大な数にのぼることがわかるでしょう。

卵子は酸素が少ない胎生期に分裂を済ませてしまうため、女性は生まれた段階で、一生使う分の卵子を確保しています。この卵子が体のなかで温められながら成熟していき、初潮を迎える一五歳前後の時期までに、ミトコンドリアを一〇万個にまで増やしていくわけです。

以後、女性には毎月一回の割合で生理が訪れ、こうして成熟させた卵子を一つずつ排卵していきます。閉経の時期が五〇歳頃とすると約三五年、一生のうちにだいたい三〇〇〜四〇〇個の卵子を使うことになります。

一方、この卵子と合体する精子は、ミトコンドリアがほとんどなく、解糖系エネルギーを使って分裂を繰り返します。具体的には、一つの精子のミトコンドリアの数は一〇〇個前後しかありません。ミトコンドリアの持ち込んだ分裂抑制遺伝子が少ないため、分裂ができるといってもいいでしょう。

精子に含まれるわずかなミトコンドリアは、受精の際に卵子のなかに多少入り込みますが、早い段階で分解されてしまいます。たった一個の卵子に射精された約一億もの精子が向かっていくことからわかるように、卵子＝女性は、それだけ「立場」が強いのです。

卵子と精子の性質を一言でいい表すと、次のようになるでしょう。

卵子＝ミトコンドリア系
精子＝解糖系

こうした生殖細胞の性質の違いを見るだけでも、男女が結びつき、子供を作るというプロセスが太古の時代の解糖系細胞と好気性細菌（ミトコンドリア）の合体のやり直しであることがわかるはずです。

つまり、二〇億年前の二つの生命体の合体をやり直しているのが生殖なのです。

精子と卵子からわかる男女関係の秘密

精子（男）	卵子（女）
解糖系優位（無酸素運動）	ミトコンドリア優位（有酸素運動）
冷やして分裂（蒸れに弱い）	温めて成熟（冷えに弱い）
短命の傾向（平均寿命79歳）	比較的長命（平均寿命86歳）

受精

男女が惹《ひ》かれあい、受精をして新しい生命を育むのは、太古の時代の解糖系細胞（嫌気性細菌）とミトコンドリア生命体（好気性細菌）の合体のやり直しです。

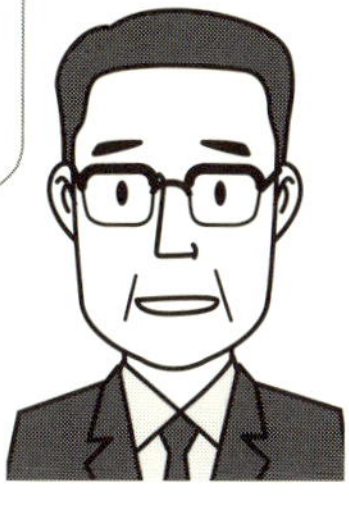

解糖系細胞＝男性は、有害な酸素に苦しんでいたところを、酸素を好む好気性細菌＝女性に救ってもらい、自らが生産した栄養を分け与えるのと引き換えに、これまでになかった莫《ばく》大《だい》なパワーを手に入れたわけです。

女性の存在なくして男性は生きてはいけない……両者のこうした関係は、いまの男女の関係にそのまま引き継がれていることが見えてきます。

要するに、生命を支えるミトコンドリア系は女性そのものであり、じっくり構えて着実に自分の子孫を残すため、男性＝精子＝解糖系を使うという仕組みです。ここに生物としての男女の関係の原点があるといえるのです。

そのため、解糖系優位の男性は社会に出て、エネルギッシュに働くことに適していますが、無酸素が基本なので、どうしても体を酷使してしまい、ストレス過多になりやすく、長生きはできません。

戦後の六〇年間に日本人の平均寿命は三〇年ほど延びましたが、それでも男性は七九歳と、女性の八六歳には及びません。一〇〇歳以上の長寿者に至っては、その八割以上が女性で占められています。

もちろん先に触れたように、**ミトコンドリア系の女性は家庭にいてどっしり構えて、子供を作るのが生物としての基本ですから、この基本に反して無理をして働けば、男性以上に体**

に負担がかかります。

女性の社会進出には様々な意見がありますが、生物としてのヒトを見た場合、あまり向いていない解糖系の世界に入り込むことを意味するといえます。おそらくそのストレスは、解糖系の世界に慣れている男性よりもずっと大きいでしょう。

もちろん、物事をじっくり考えたり、ある作業を繰り返したりするのは、ミトコンドリア系優位の女性のほうが向いている面があります。

すなわち社会に出て働く場合でも、体に備わった特性をしっかり理解し、これに適した生き方を意識することが女性らしさにつながるといえるのです。

少なくとも、体を温めることは女性の生き方の基本。この点を理解し、体をつねにケアすれば適応しやすくなるでしょう。

「女性が美しくなる理由」

女性の強さの秘密がミトコンドリア系優位の体質にあることが見えてきましたが、これは免疫の点からも指摘ができます。

ポイントになるのは、女性ホルモンと免疫の関係です。

女性ホルモン（エストロゲン）は女性らしさの形成に欠かせない物質ですが、女性が思春期を経て結婚適齢期になるにつれて分泌《ぶんぴつ》が増え、それにともなって副交感神経が優位になっていきます。

副交感神経は、ゆったりとリラックスしているときに優位に働きますが、そうした状態が続くとリンパ球の数も増えていきます。女性ホルモンの分泌が、結果として免疫力のアップにつながるのです。

また、女性ホルモンの分泌が増えると、体型もふくよかになり丸みを帯び、肌がみずみずしく、女性としての魅力も増していきます。

女性が恋をし、美しくなる過程というのは、妊娠や出産に耐えられる体へと変化していく過程でもあるのです。

これが二十〜四十代にかけての女性の体の基本ですから、交感神経が優位になってしまうような生き方は、体にとって非常に負担のかかることなのです。

なぜなら、交感神経優位の緊張状態が持続すると血液中のリンパ球の割合が減少し、顆粒球の数が増えていきます。ガンやエイズのような病気にしても、症状が悪化して亡くなる一ヵ月ほど前には、それまで三〇パーセント台だったリンパ球の割合が一〇パーセントくらいに激減してしまいます。

そこまでいかなくても、ストレスによって低酸素・低体温の状態が続けば、ホルモンバランスが崩れ、不定愁訴《ふていしゅうそ》や生理のトラブルが起こりやすくなるでしょう。

いまの女性に多い不妊症などは、低酸素・低体温が持続することで卵子が成熟せず、排卵の間隔が延びていった先に起こることです。

排卵誘発剤を使って人工的に排卵をうながすことが不妊の根本解決につながらないことは、いうまでもありません。むしろ低酸素・低体温の状態を持続させてしまい、健康レベルは低下するかもしれません。

不妊につながるような体調から脱却するには、ストレス→交感神経過剰の生き方を見直していくことが何より大切なのです。

女性の場合、男性と同じように頑張ろうとするほど低酸素・低体温の世界へ入り込んでいき、もともと優位なミトコンドリアの活動が制限されます。卵子の活動が抑えられ、女性らしさも遠のいていきます。

男らしさや女らしさについて知ることは自己の特性を知ることでもあり、体調不良や病気を回避する生き方につながります。自己の能力を発揮し、健康に生きていくためにも、こうした特性をぜひ理解するようにしてください。

冷え性の女性が多いのはなぜか

ここまでの話で、男性と女性が精子と卵子の特徴を受け継いでいるという点が明らかになってきたと思います。

精子が解糖系優位で、卵子はミトコンドリア系優位であることをふまえれば、それぞれどんな生き方が適しているか見えてくるでしょう。

これまで繰り返しお伝えしてきたように、精子は冷やすことで分裂を繰り返します。これに対して卵子は、温めることが成熟の条件になります。

生命全体としては温めることが健康を保つ基本ですが、男子に関しては、生殖器が外に出ていることからもわかるように、体の要所要所を冷やすことでたくましくなるわけです。

男性の条件→冷やすことでたくましくなる
女性の条件→温めることで成熟する

男性は厳しい社会環境のなかで生きていかなければなりませんから、適度に冷やすことも大事になります。あまりぬくぬくした環境に甘んじていると、自分の能力を発揮することができません。

近年問題になっている男性の精子の減少も、このあたりに原因があるのです。

精子の分裂をうながし、元気に活動するためにも、ある程度は解糖系を駆使し、体を鍛える必要があることがわかるでしょう。

皮膚なども外の冷たい空気にさらされることで分裂し、丈夫になっていきます。子供のころに解糖系を使わず、部屋に引きこもってテレビゲームばかりしていると、ひ弱になってしまうのは、そのためです。

とくに**男性は、社会生活に適応するためにも、解糖系エネルギーの活用の仕方を工夫するべきでしょう。無理して解糖系を酷使するのではなく、上手に扱えれば、それはたくましさ、つまりは男らしさの発揮につながります。**

一方の女性は、一般的にいわれているように冷えが大敵であるわけですが、その理由ももう見えてきたはずです。

女性に冷え性に悩む人が圧倒的に多いのは、なによりも生物として卵子を守らなければならない面があるからでしょう。温めることをしっかり意識しないと、生き方の基本が成り立たないのです。

冷たいもののとりすぎを控えたり、寒いときにはしっかり防寒したりして冷え対策をとることは不可欠なこと。もちろん、長時間労働や睡眠不足も低酸素・低体温の条件になるでしょう。

ちなみに、戦前・戦後を通じて、女性は暖かい沖縄県が、男性は寒くて高地（低酸素）の長野県が長寿の一位を占めています。住んでいる場所だけが長寿の条件となるわけではありませんが、非常に興味深いデータでしょう。

自分が住んでいる土地の気候風土をチェックし、適応の仕方を考えることで、健康や子孫繁栄のためのヒントが見えてくるかもしれません。

胎児の分裂とガンの分裂の関係

男女の違いが見えてきたと思いますが、では、こうした性質の異なる男女が結ばれる受精に関してはどう考えればいいのでしょう?

受精から妊娠、出産にいたる過程で主役となるのは解糖系のエネルギーです。まず、精子を作る男性の側から見ていきましょう。

精子を作っているのは精巣《せいそう》という器官ですが、胎児のころはまだお腹のなかにあるため温かく、分裂は始まっていません。そして、赤ちゃんとして生まれるまでに、精子は、陰嚢《いんのう》という体の外に作られた袋状の器官に降りてきて、ここで分裂が始まるのです。

外気にさらされやすい陰嚢は、体内に比べて温度が約五度低いため、精子の分裂が進みやすい環境にあります。この五度の差が大切なところ。さらに冷えると解糖系にもミトコンドリア系にも不利になり、凍死につながってくるからです。

こうして精巣は、思春期になると容量が増大し、激しい分裂によって、射精時には約一億個もの精子が放出されるようになるのです。

一方の女性は、生まれた段階で一生に必要な卵子（卵母細胞）をすでに保有しているとお話ししました。そのため分裂を繰り返す必要はなく、温めてじっくりと成熟させることが基本になります。

この卵子を作り出す器官が卵巣《らんそう》です。卵子は卵巣のなかで成熟し、初潮を迎えるとともに一ヵ月に一回の割合で子宮に押し出されていきます。

この排卵の直後に精子がやってくると受精し、妊娠に至る。逆にこのタイミングを逃すと受精はできなくなります。

女性は排卵時に基礎体温が上昇しますが、これは女性ホルモンの分泌を増やして排卵をうながすための反応であり、ここでも温めることで妊娠・出産の最終的な準備をしていることがわかります。

分裂することで生産された多数の精子→解糖系
温めて成熟することで作られた卵子→ミトコンドリア系

この二つが合体して女性が妊娠すると、出産までの十月十日《とつきとおか》は、ひたすら分裂を繰り返す解糖系エネルギーの時代です。

意外に思うかもしれませんが、胎児の分裂の過程はガン細胞の分裂と条件がとてもよく似ています。これまで繰り返してきたように、細胞の分裂は低酸素・低体温の環境下で進むものだからです。

もちろん、肝心の母体が低体温になってしまうわけにはいきません。そのため胎児は、子宮内着床とともに、胎盤《たいばん》を介して酸素分圧を四分の一にして低酸素の条件を作り出し、分裂を繰り返すのです。

この酸素分圧四分の一という低酸素の世界ではミトコンドリアの働きが停滞するため、分裂の条件を獲得することになるのです。

人が恋をする時期の秘密

胎児は胎盤を介して母親の摂取した栄養や酸素を受け取り、逆に老廃物や二酸化炭素を排出することで徐々に成長していきます。

ここでいう胎児の成長とは、受精卵の細胞分裂を意味します。

具体的な経過を追っていくと、受精直後は卵子が持ち込んだミトコンドリアが多いため、受精卵の分裂はゆっくり進みます。

それが、二個の受精卵が四個に、四個が八個にという感じに増えていくうちにミトコンドリアは減っていき、分裂スピードは増していきます。そして十月十日がすぎるころに分裂がピークになり、たった一つだった受精卵が二〇〇〇〜三〇〇〇グラムの胎児になるまで成長するわけです。

この時点では、ミトコンドリアはほとんどなくなってしまうほど希釈《きしやく》されていますが、オギャアと生まれ外界の空気に触れることで酸素が一気に入ってきて、それとともに細胞の分裂が抑制され始めます。こうして自前の肺呼吸が始まり、徐々にミトコンドリアが増えていくことになるのです。

胎児の細胞に備わった解糖系とミトコンドリア系の働きが、見事なまでにコントロールされていると思いませんか？

胎児期にピークだった分裂は、この世に生を受け、ミトコンドリアが増え始めてからもゆるやかに続いていき、先ほどもお話ししたように、心臓や脳、赤筋などは三歳頃まで分裂を繰り返し、大きくなっていきます。そして、大人の細胞の数に達したところで、分裂はピタッと止まります。

まさに「三つ子の魂百まで」という言葉の通り、この三歳までに形成された組織・器官が、その人の一生の土台となるのです。

精巣内の精子や皮膚組織のように、ミトコンドリアが少ない場所は、たえず分裂が続いていきますが、体全体では徐々にミトコンドリア系が優位になっていき、二〇歳を迎えるころを期に、解糖系とミトコンドリア系の調和の時代が始まります。

この調和の時代に多くの男女は惹《ひ》かれ合い、性交によってたがいの精子と卵子を結合させることで新たに生命が誕生します。そして、ここまでお話ししたような妊娠→出産のプロセスがまた繰り返されるのです。

このようにして生命は子孫を次代に残し、進化を続けてきました。

人が恋することも、惹かれ合って結ばれることも、すべては解糖系とミトコンドリア系の関わりのなかで展開される自然の摂理の一部です。原始生命の時代から引き継いできた働きに、いまも生命は支配されているのです。

なお、やがて調和の時代がすぎ高齢期へと差しかかり、ミトコンドリア系が優位になってくると、子孫を生み出す使命からは解放され、異性との結びつきもゆるやかになっていきます。解糖系の分裂から始まった私たちの生命は、最後にはミトコンドリア系の世界でゆっくりと終焉《しゅうえん》に向かうことになるのです。

私たちに備わった生命の仕組みはじつに精妙で、男女の世界の本質はテレビドラマさながらであることが感じられるでしょう。

「五度の落差が生殖の条件」

こうした生殖のプロセスは、もちろん多細胞生物に共通するものです。人間だけの専売特許というわけではありません。

生殖の原則は分裂なので、ポイントとなるのは低酸素・低体温の状態を部分的にいかに作り出すかということ。この点に関して、生物はさまざまな知恵を駆使して、適応状態を作り出そうとします。

たとえば、鳥類、両生類、爬虫類《はちゅうるい》、魚類の場合はどうでしょうか？

まず鳥類についてですが、交尾によってオスの精子とメスの卵子が結合すると無機質の殻《から》で覆われ、卵となってメスの体内から排出されます。

受精卵の分裂をうながすには低酸素・低体温の条件を作り出す必要がありますが、そのため親鳥は、卵を抱きながら基礎体温より五度ほど低い環境を作り出します。たとえば、**ニワトリの基礎体温は四二度ですが、卵は三七度くらいに保たれる。この五度の落差が低体温の条件になり、分裂がうながされるのです。**

親鳥が卵を抱いている状況は、一見すると高体温の状態を作り出しているように思えますが、じつは外気と親鳥の体温をあわせて、受精卵が分裂しやすい低体温の環境を作り出しているわけです。

これに対して両生類は、産卵はしますが、鳥類のように親が卵を抱くようなことはできません。

では、彼らはどうやって分裂の条件を作り出しているのか？

ポイントは産卵の場所です。両生類の場合、水辺《みずべ》で産卵をするため、体温と五度の落差が生まれます。冬に卵を産みつけ、春に孵化《ふか》するのも、春の太陽の光が分裂の条件を作り出すのに最も適しているからなのです。

一方、爬虫類は陸上で産卵する点が両生類と異なりますが、五度の落差を作り出すという点では、基本は変わりません。

たとえばウミガメの場合、海辺の砂のなかに卵を産みつけ、太陽の光によって体温との五度の落差を生み出そうとします。また、ワニは枯れ木や草で水辺に巣を作り、太陽の光と巣の湿気で五度の落差を作り出します。

なかにはヘビのように、数個～数十個の卵をとぐろを巻いて囲み込むケースもありますが、こちらも温度調整によって五度の落差を作り出すという点で共通しています。

魚類では、サケなどは産卵のために生まれた川に戻ってきて、産卵に適した場所の砂を掘るなどして産卵床をつくります。これも五度の落差によって低体温の条件を作っていることがわかるでしょう。

温度差が五度より少ないとミトコンドリアが増えて分裂できず、逆に五度を超えると代謝が阻害されて、やはり分裂できません。じつに微妙なバランスのなかで分裂がうながされ、生命は生み出されるのです。

どの生物も、それぞれの環境に適応する方法を見つけ、子孫を残すための生殖を繰り返します。解糖系とミトコンドリア系が細胞内に備わり、男女（オスとメス）の役割が分化したことで、こうしたプロセスが必然的に生まれたのです。

なぜ子供はピーマンを嫌うのか

この章の最後に、出産後の子供の成長について、いくつか補足しましょう。

生まれたばかりの赤ちゃんはまだ細胞分裂が続いているため、しっかりした栄養が必要になります。お母さんのおっぱいから母乳が出るのは、分裂＝解糖系エネルギーを作り出すうえで効率のよい栄養補給が必要だからでしょう。

離乳期をすぎたあとも、解糖系優位の時代がしばらく続くため、子供がごはん＝糖質が必要になることは前章でお伝えした通りです。

ちなみに、解糖系が優位になると動きが活発になるため、通常ならば交感神経の働きが過剰になってしまいがちですが、子供のころはこのアンバランスを調整するため、副交感神経が優位になるようにできています。

また、子供がピーマンやニンジンのようなクセのある野菜を苦手にするのは、解毒作用を司るミトコンドリア系がまだ未熟なために、クセのある野菜に含まれるポリフェノールを上手に処理できないからです。

無理やり好き嫌いを改めさせようとしても、子供が嫌がるのは、わがままだからではなく、本能的な反応にほかなりません。成長とともにミトコンドリア系が整っていくので、放っておいても自然にクセのあるものも食べられるようになる。このことがわかっていれば、お母さんのストレスも軽減するでしょう。

要はミトコンドリアの働きが活発になるまでは、子供の時代が続くのです。逆に、大人になるとクセのある野菜を好んで口にするのは、ミトコンドリアが活性化されるためなのです。

男らしさや女らしさがあるように、子供らしさもあります。それらはすべて生命の法則によって決まっているのです。自然の摂理に従うということは、この「らしさ」の本質をよく理解し、これに沿って生きていくことを意味しています。

ゆえに、人生のなかでうまくいかないことがあったら、生命の法則の世界に目を向けて、どこにずれがあったかを観察してください。男性と女性の違いひとつとっても、そこにはしっかりした意味が存在します。

謎の多い男女の世界も、生命の法則によって支えられている——この意味を知ることが、幸せに生きるための秘訣になるでしょう。

安保研究室から 5

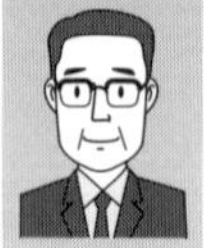

女性は温め男性は冷やす?

男女の関係については、古今東西、様々な形で取りざたされてきましたが、その根源はミステリーのように扱われているのが現状でしょう。しかし、生命の進化の歴史をたどっていくと、その出会いの起源は、二〇億年前の解糖系生命体とミトコンドリア系生命体の「合体」にあることがわかってきます。

この合体を生殖という形で繰り返しているのが、オス（男）とメス（女）に分かれた私たち生物の本当の姿です。卵子にはミトコンドリア系が、精子には解糖系が優位に働いているのもそのため。ミトコンドリア系優位の女性の部分が温めることで成熟するのに対し、解糖系優位の男性の部分は冷やすことで成長する存在なのです。

精子と卵子の出会いは、その多くが二十～五十代の「調和の時代」に男女が惹かれあい恋に落ちることでもたらされます。精子と卵子が結合するとミトコンドリア系は縮小し、胎児は解糖系エネルギーによって分裂し、成長していくのです。

第六章

血液ドロドロの効用

低酸素・低体温がドロドロの原因

この章では、血液にまつわる話をしましょう。

私たちの体には血管が張りめぐらされ、心臓が鼓動することで血液を全身の毛細血管にくまなく運んでいます。この毛細血管の先にあるのが、組織や器官、筋肉、神経などの材料になっている六〇兆もの細胞です。

血液の役割は、腸から吸収した栄養素や肺から取り込んだ酸素を体中の細胞に送り届けることにあります。これまでの章でお伝えしてきたように、この栄養素と酸素が、細胞内のエネルギー工場（解糖系とミトコンドリア系）を動かす原料になるわけです。

もちろん、細胞に原料を届けるだけでなく、細胞内で生じた老廃物や二酸化炭素を受け取り、体外に排出させる役割もあります。

こうした出し入れを担っているのは、血液成分の一つ、赤血球の働きですが、血液内では白血球＝免疫細胞も働いています。こちらは、外界の異物から身を守る防衛部隊の役割。その数は赤血球と比べると非常に少ないですが（赤血球の六六〇分の一）、体の機能維持に欠かせない働きをすることはいうまでもありません。

たとえば、採取した血液を顕微鏡でのぞくと、赤血球と赤血球の間に様々な細菌や食片（食べ物の断片）がうごめいているのがわかります。こうした異物を処理していくのが白血球の仕事の一つであり、主にマクロファージや顆粒球が捕捉し、次々と食べていきます。

私たちが食べすぎると血液中に食片が増え、これらの細胞が栄養処理にかかり切りになってしまうため、その分、細菌たちの活動は野放しになります。結果として免疫力が低下してしまうわけです。

また、こうした食べすぎばかりでなく、日常のストレスによって低酸素・低体温の状態に陥ってしまうことも血液にとっては問題です。血液が酸性に傾き、赤血球どうしがくっついてしまう。これが、体に悪いとされる血液ドロドロの状態です。

この血液ドロドロ状態を放置しておくと、血液中に取り込まれたコレステロールが酸化し、動脈硬化のリスクが高まります。血栓《けっせん》ができ、脳梗塞や心筋梗塞にかかりやすくなってしまうのです。

逆に、ストレスから解放され、低酸素・低体温の状態から脱すると、くっついていた赤血球が離れ、バラバラになります。そうなれば血液はサラサラで流れやすくなり、酸素や栄養素、老廃物の運搬も安定するでしょう。

もちろん適量の食事に戻せば、免疫細胞の働きも栄養処理に偏らず、細胞内のミトコンドリアの働きも活性化されます。

血液サラサラの状態が健康の証《あか》しであると考えられているのは、くっついたり離れたりする赤血球の性質が関係していたのです。

「血液サラサラが健康なのか」

ただ、サラサラ、ドロドロという言葉で表現される血液の働きについては、かなり誤解されている面があるように思います。まず指摘したいのは、血液サラサラが正常（健康）でドロドロが異常（病気）であるというわけではないということ。

そもそも、血液はたえず流れ続けているものだとイメージしている人が多いと思いますが、そんなことはありません。

たとえば、冷たいタオルを指先に当てると、血流はピタリと止まります。この間、一秒もかかりません。たったこれだけのことで、それまで流れていたものがピタリと止まってしまう……これが血液の性質なのです。

では、血液が止まったとき、私たちの体には何が起こっているのでしょうか？

冷やすということは低体温、血液が止まるということは低酸素の世界につながることを意味します。つまり、低酸素・低体温の状態になり、末端の血流がミトコンドリア系から解糖系へ切り替わっているのです。もちろん、再び温めればすぐにミトコンドリア系に切り替わります。

血液はこのように、外界の環境の変化によって、その流れを速めたりゆるめたり、時には止めたりしています。いってみれば、血液を全身に送り込む心臓の働きはかなり大ざっぱなもので、血流は状況に応じ末端で微調整されているのです。

つまり、**健康な人でも血液がたえずサラサラ流れるというわけではなく、その瞬間、瞬間にサラサラがドロドロに、ドロドロがサラサラに、外界の状況に呼応しながら、たえず切り替わっているのです。**

血液サラサラがよくてドロドロは悪い……そう単純に決められるものではないことがわかるでしょう。本書のテーマに即していえば、サラサラもドロドロも適応現象の一つであり、善悪で語れるものではありません。

どちらも必要があって生じるものであり、血液ドロドロを解消させれば健康になれると考えるのは、私にいわせれば、「ガン細胞という悪者を取り除きさえすればガンが治る」という発想と同じです。

本書でも繰り返してきたことですが、ガン細胞を取り除くために手術・抗ガン剤・放射線という三大療法が行われてきた結果、ガンにかかる人は減ったでしょうか？　人類はガンを少しでも克服できたでしょうか？　いいえ、日本では現在、死因別死亡者数の一位はガン。しかも右肩上がりで伸びています。

こうした現実をふまえ、私たちは、この世界の現象をもっと頭を柔らかくしてとらえる必要があるはずです。導き出される答えはとてもシンプル。ガンが失敗作ではないのと同様、血液ドロドロも失敗作ではないのです。

「血液がドロドロになる意味」

では、赤血球どうしがくっつき合って血液ドロドロの状態が作り出されるのはなぜなのか、この点について考えていきましょう。

先ほど冷たいタオルで血流が止まるという話をしましたが、同じような変化は感情によっても引き起こされます。具体的には、怒ったときの場面をイメージするといいでしょう。カーッと怒って頭に血がのぼったあとに末端の血流を計ると、やはりピタッと止まることが確認できるからです。

つまり、日常生活でストレスが増すと交感神経が緊張し、低酸素・低体温状態が引き起こされますが、こうした状態のとき、血液中の赤血球の数も増し、くっつきあうことでドロドロ状態になるのです。

通常、赤血球はマイナスに帯電しておたがいに反発しあっていますが、ストレス状態に入るとこの電荷が減少し、反発力が低下するためくっつき合うのです。

これは人間の感情に照らし合わせるならば、「臨戦態勢」と同じです。

生物は外敵に立ち向かう際、相手にやられないためにしっかりした臨戦態勢をつくり、興奮状態を高めなければなりません。第三章でお話ししたように、体を低酸素・低体温の状態にして解糖系エネルギーを引き出し、また、アドレナリンを分泌することで血糖や血圧を高める必要が出てきます。

血液との関わりでいえば、戦うわけですから、何よりも出血を避けなくてはならないでしょう。傷を負って出血多量になれば、それはすなわち敗北を意味する。そのため赤血球の数を増やして血流を止めドロドロにするのです。

また、外傷による細菌感染に備えるため、防衛部隊である白血球（とくに顆粒球）の数も増加します。

そうやって体の知恵を総動員して生き延びるための戦略をとるところに、血液ドロドロの原点があることが見えてくるはずです。

もちろん、戦いといっても、殴ったり蹴ったりの戦闘ばかりを意味するわけではありません。

たとえば男性の場合、社会で仕事に打ち込んでいくなかで様々な問題に立ち向かっていくタフさが求められます。

いつも血液サラサラであったら、気持ちはホンワカして心地よいかもしれませんが、仕事面ではうだつがあがらないかもしれません。人柄としては悪くないと思いますが、これでは大事なチャンスも逃げてしまいます。

解糖系エネルギーが優位に働く若いころは、時にアクセルを全開にして戦いの世界に身を投じる必要が出てくるものです。

要は、**「やるときはやる」必要がある。その場合、血液はドロドロになる必要があります。血液ドロドロは勝利を呼び込む条件にもなるのです。**

こうして考えると、血液ドロドロの世界も生命の知恵に満ちたすばらしい世界であることがわかるでしょう。

ここでも重要なのは、外部ストレスへの対応なのです。生命は自らを守るために血液をドロドロにして適応するのです。

血液ドロドロも体に必要な現象だった

ドロドロ 赤血球がくっついた状態	⇄	サラサラ 赤血球が離れた状態
怒り	⇄	おだやか
冷たい・無酸素	⇄	温かい・有酸素
戦いの世界（交感神経優位）	⇄	リラックスの世界（副交感神経優位）
酸性	⇄	弱アルカリ性

私たちは血液をドロドロにしたり、サラサラにしたりしながら心身の状態をコントロールし、外部条件に適応しています。血液サラサラの世界は健康なイメージがありますが、サラサラしてばかりでは戦いの世界に適応できません。もちろん、ドロドロ状態がずっと続けば交感神経優位になり、病気の原因になるでしょう。ここでも大事なのはバランスなのです。

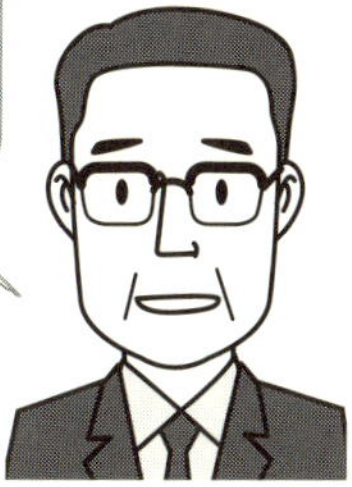

「なぜ赤血球の直径は毛細血管と同じなのか」

血液ドロドロもすばらしい……私がこの事実に気づいたのは、顕微鏡で血液の働きを観察していたときのことです。

赤血球は中央がへこんだ平べったい形をしていますが、末端の毛細血管にたどり着くと、妙なことになななめになったり、一つ一つがくっついたり、ぶつかりあったりしながらゴロゴロと流れていきます。

ふと思い立って調べてみると、末端の毛細血管は直径が七・五ミクロン（〇・〇〇七五ミリメートル）。これに対して、赤血球の直径も七・五ミクロン――。赤血球は毛細血管に入り込んだ段階でスムーズに流れにくくなるのです。

「なぜこんなに窮屈そうに流れているのだろう?」

そう思ったとき、私は先ほどお伝えした「血液は流れるだけが目的ではない」ということに気がついたのです。

血液がサラサラ流れることが目的ならば、赤血球は末端の毛細血管よりももっと小さくてしかるべきだからです。

それが現実には、いかにも窮屈そうに、ぶつかりあいながら流れている……。

先ほどの血流実験でも、冷やしたり温めたりすることで、赤血球が、秒単位でくっついたり離れたりすることを確認しました。

血管内皮細胞の膜はマイナスに帯電しているので、同じくマイナスに帯電した赤血球は血管壁にくっつかないようになっています。しかし、ストレスがあると血管内皮の電荷も低下して、ついにはくっついてしまうのです。

このように、血液サラサラもドロドロも見事にコントロールされているのです。

そして、この血流コントロールの変化の引き金になるのが、外界のストレスです。

ストレスが増せば、それに対応するために体は臨戦態勢をとることになり、血液も赤血球がくっつくことでドロドロになるわけです。そして、臨戦態勢がほどかれれば、もとのサラサラに戻る。

これはきわめて正常な体の働きにほかなりません。それを血液ドロドロだけに目を向けて、「体に悪い」「病気の原因である」と体の異常のように語るのは、とても偏ったとらえ方であることがわかります。

いずれにせよ、この発見には私自身が驚かされました。

これまで学者として様々な発見を重ねてきましたが、本書の重要なテーマである「ガンは

赤血球が末端の血流をコントロールしていた！

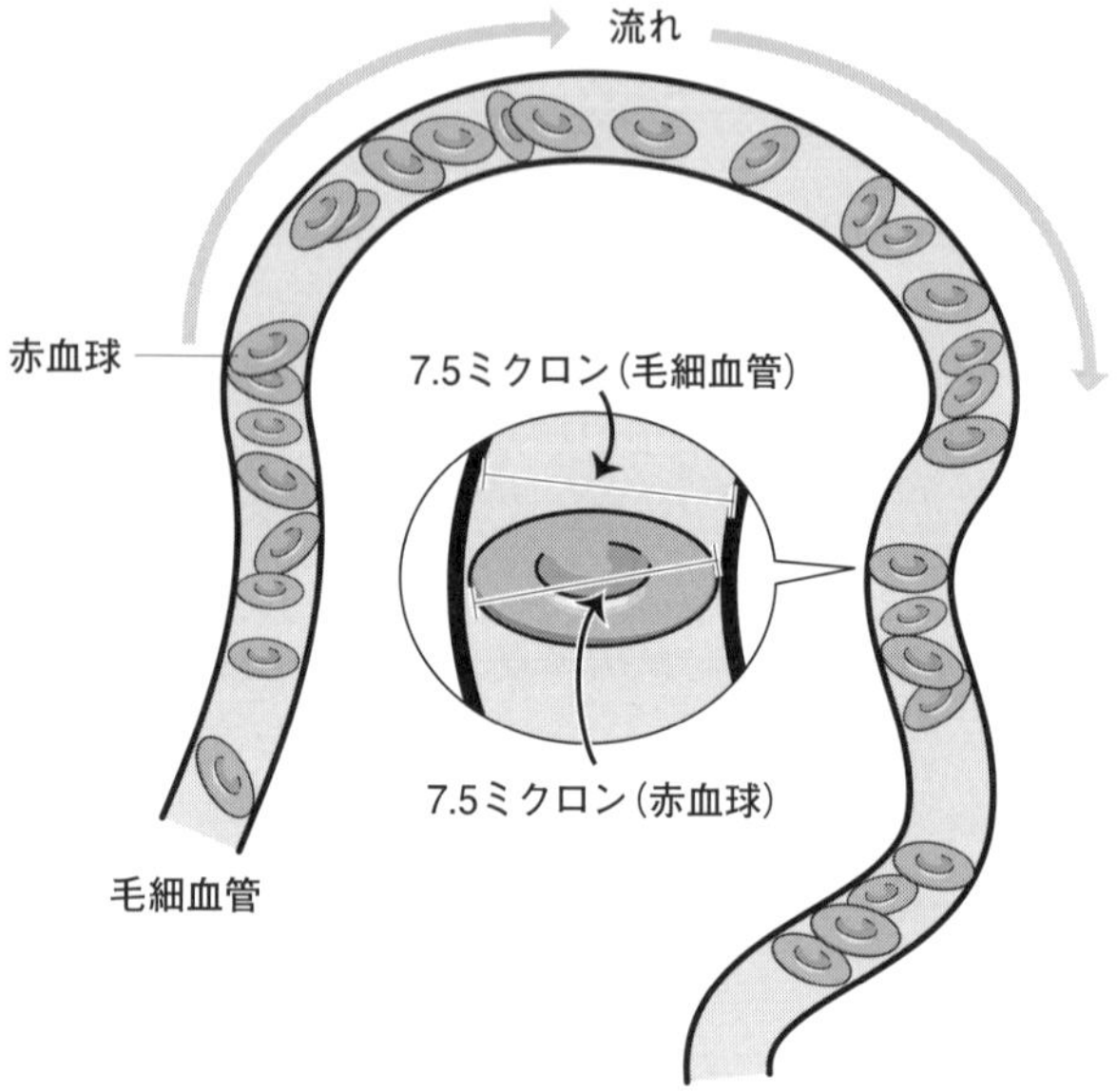

毛細血管の直径は7.5ミクロン。これに対して赤血球の直径も同じ7.5ミクロン。これでは血液がつねにサラサラ流れるというわけにはいきません。血管の末端部は赤血球がたえずくっついたり、離れたりしやすい状況にあり、これによって体内環境がコントロールされていたのです。

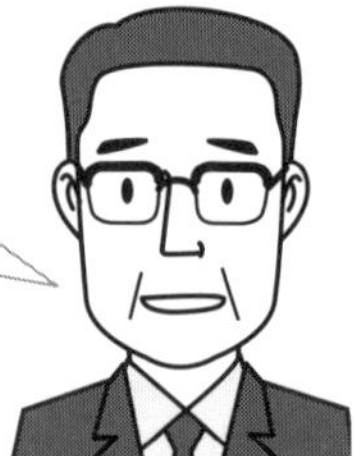

失敗作ではない」ということと、「血液は流れるだけでなく流れを止めるためにもある」ということは、六〇歳を過ぎて新たに発見したことです。

後者は単純なことのように思えますが、この本質がわかるだけでも病気のとらえ方が大きく変化するはずです。

繰り返しますが、病気は決して悪いものではなく、すべてに意味があり、必然的に起こることなのです。

ガンの自然退縮が始まる条件

赤血球による血流のコントロールという精妙な働きを理解するため、大事な点をもう少し補足しておきましょう。

赤血球は、他の細胞と同様、表面が膜（細胞膜）で覆われ、そこには糖鎖《とうさ》と呼ばれる糖質の結合体がいくつも広がっています。この糖鎖の先端にはシアル酸という糖の一種があり、この成分が細胞どうしを接着させたり、引き離したりする相互コミュニケーションの媒介《ばいかい》となって働いていることがわかっています。

じつは赤血球はこのシアル酸の量が多いため、毛細血管内でくっついたり離れたりしやすい性質があるのです。

しかも、細胞の内側と外側は細胞膜を挟んで電位差（膜電位）がありますが、赤血球と毛細血管はともにマイナスの電位であるため、とても相性がいいという側面がある。くっついて、血流が妨げられることがないからです。

こうした血流コントロールのすごさは、血液のペーハー（pH）、すなわちアルカリ性か酸性かを調べることでも確認できます。

血液は、通常は七・三五〜七・四五の弱アルカリ性を示します。これが、ストレスによって赤血球がくっつき血液ドロドロになると七・三五を下回るようになり、酸性の世界に傾いていきます。

ガンの患者を調べると、例外なく七・三〇以下であることがわかります。

それが、**ガン患者の体を温めると、血液のペーハーもアルカリ性の世界に戻っていき、再び七・三五を超えはじめると自然退縮が始まります。ドロドロだった血液がサラサラになっていくことでガンも治癒に向かうわけです。**

もちろん、大事なのはバランスです。あまり温めすぎると、今度はアルカリ性の世界に入り込みすぎてしまうため、これはこれで生存に適さなくなります。七・五〇〜七・六〇になれば、これは完全に湯あたりの状態。ガンを治癒させるには絶好の条件ですが、一歩間違えば人間の限界を超えてしまい、死に至ることもあるわけです。

ガンを治そうと岩盤浴や温泉などを利用するのはとてもよいことですが、バランスが大事であることを忘れてしまうと、湯あたりやのぼせが進み、場合によっては命を落としてしまうことにもなるでしょう。

驚かれるかもしれませんが、感染症にかかることで体が発熱し、低酸素・低体温の状態から抜け出すことで、結果としてガンが死滅してしまうということもあるようです。

発熱することは、リンパ球の働きを活性化させるだけでなく、血液をアルカリ性の世界に戻し、サラサラにさせる働きもあります。

ただ無理やり発熱するわけにはいきませんから、風呂や湯たんぽなどで体を温めて、ガンの自然退縮をはかることがすすめられるわけです。

「頭に血がのぼる」のはなぜか

話が逸《そ》れてしまいましたが、怒りや興奮によって血液はドロドロになり、解糖系エネルギーが瞬時に引き出されます。

これは、ここまでお話ししたように戦いの世界です。ストレスに対する適応現象であるといっても、あまりこの状態が持続してしまえば、もちろん体に良いわけはありません。

戦いに明け暮れる毎日は、放置すればガンの温床にもなります。それが、血液ドロドロ→病気というつながりの意味です。

テレビドラマなどに描かれるドロドロした人間模様の世界は、そのまま血液ドロドロの世界であり、登場人物の赤血球どうしがたえずぶつかりあっています。こうしたドロドロの世界の人は、ホッと安らげる場所を見つけ、血液サラサラの世界にリセットする習慣をつけないと、やがて病気になってしまいます。

たとえば、怒ることを「頭に血がのぼる」といいますが、これは脳に血流が集まり、急激に活性化された状態を意味します。

興奮して交感神経が緊張し過呼吸になると、血液の循環量が増え、脳に血液が流れ込みます。脳はミトコンドリアが多い器官であるため、酸素が供給されることで一気にスパークするわけです。

これは脳にだけ血流が集まる状態ですから、体全体で見れば低酸素・低体温による解糖系の世界に陥っていることになります。

怒りを表現するのに適した状態ですが、つねにカッカカッカとしてばかりいたら体に負担がかかり、自律神経のバランスも崩れるでしょう。

脈拍が増え、高血圧、高血糖も引き起こされるので、怒るのはほどほどにし、うまく気持ちを切り替える必要が出てきます。

――この気持ちの切り替えが、「頭を冷やす」ということの意味。

人に対して腹を立てたり、怒ったりすることがあっても、本来ならばそれを許す気持ちが次第に生まれ、脳への過剰な血流も解消されます。それがごく自然な体の反応ですが、生きているかぎりは、物事がいつもうまく進むわけではなく、イライラした状態が続いたり、バランスを崩してしまうことも出てくるでしょう。

このように、**イライラが続いてうまく頭が冷やせないという人は、気分転換も兼ねて、とにかく歩くことを心がけてください。歩くことで下半身が刺激されるため、上半身（脳）への血流の偏りが解消され、自然と冷静さが取り戻せるようになるからです。**

これはイライラやカッカしたときばかりでなく、勉強や仕事などで頭を酷使しているようなときにも同様です。

古来、哲学の道があるように、物事を考え抜いた人は歩くことでバランスを取り戻し、疲れた脳をリセットさせます。その結果、忽然《こつぜん》と、いいアイデアが浮かんでくるということも出てくるのです。

「カッカしたときに歩くとどうなる」

頭に血がのぼるという状態について、もう少し話を続けましょう。

頭にカーッと血がのぼると、一瞬、目の前が真っ白になるような状態を味わうことがあると思いますが、これは目の網膜《もうまく》にある細胞（網膜細胞）が酸素分圧の高まりを感知するためです。

目だけでなく脳も酸素分圧が高まるため、ミトコンドリアが過剰に働いて、一つのことしか考えられなくなります。善悪の判断がおぼつかなくなり、いわゆる「キレた」状態になってしまうわけです。

ちょっとしたことですぐにカッカする人は、このキレる状態が日常化し、自分を見失いやすくなってしまいます。

こうした傾向のある人は、つねに気持ちを切り替える努力をし、心身のバランスをコントロールする必要があります。一度カーッとなってしまったとしても、冷静になることを心がけ、先ほどお伝えしたように、ゆっくり時間をかけて歩いたり、あるいは深呼吸したりして、「頭を冷やす」ようにしてください。

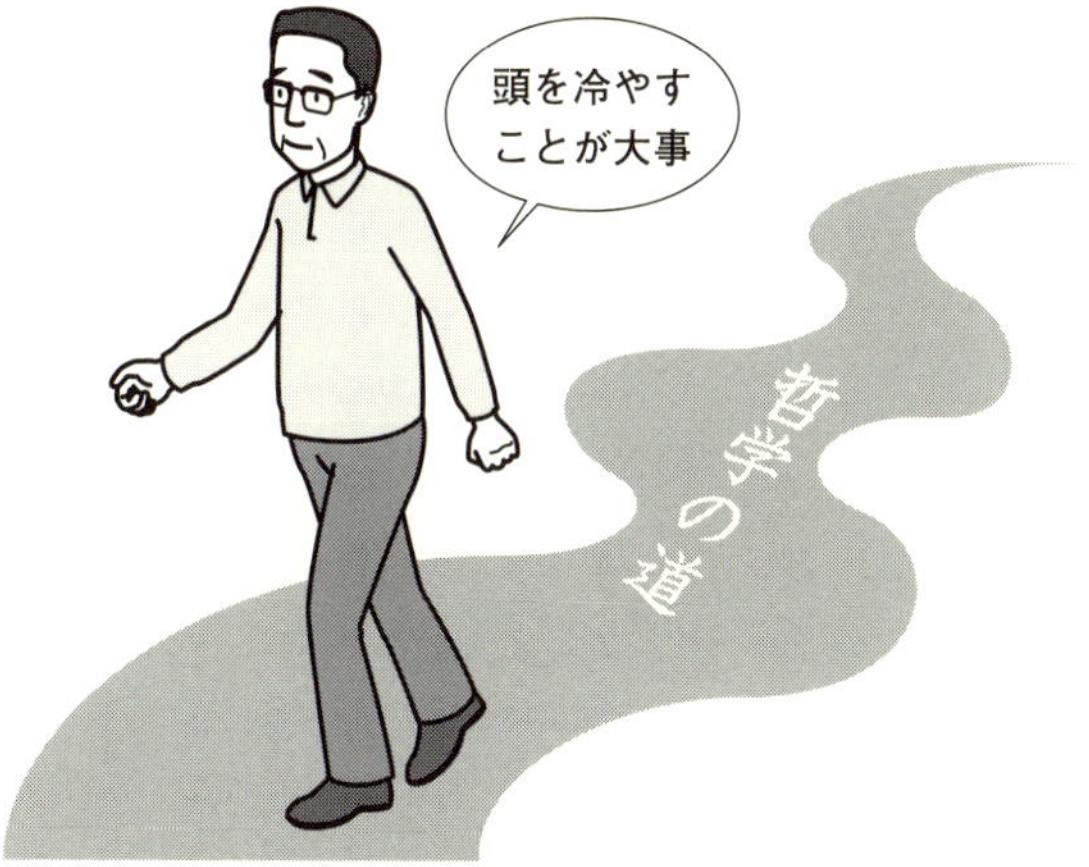

よいアイデアが浮かばないときはまず歩いてみる

これは怒りばかりでなく、不安になったときも同様です。

どちらも頭にばかり酸素が集まっているため、体全体で見ると酸素が欠乏してしまっています。脈拍が高まり、ハアハアと過呼吸になることで、上半身ばかりに酸素が集中してしまうのです。

こうした場合は、過呼吸になってしまっている自分に気づき、とにかく大きく深く、ゆっくりと呼吸を繰り返してみることです。単純なことに思えるかもしれませんが、これだけでも冷静さは取り戻していけます。

またこれとは逆に、嫌なことがあって気持ちが落ち込んでしまったときは、今度は目の前が真っ暗になるでしょう。

こちらは脈拍が減って、血圧が下がり、血液の循環が低下して、体全体が元気を失ってしまっている状態。目の網膜にも十分に酸素が供給できなくなるため、視界が暗くなってしまうのです。

こうしたときは歩いたり、深呼吸したりするよりも、しばらく横になったほうが、頭部へ血流が回りやすくなり、目の網膜にも酸素が行き渡ります。そうして次第に目の前が明るくなってくるはず。気分転換に外出するのは、そのあとにしたほうがいいでしょう。

頭に血がのぼることものぼらないことも、どちらも必要があって生じることです。

このような現象にも、本書でお伝えしてきた低酸素・低体温、あるいは高血糖、高血圧など、体のあらゆる反応が連動しています。自律神経の働きや、赤血球、白血球の数も状況に応じて増減します。

私たちの体はたえずバランスを取るように働く——その点を理解し、対処することが、生きる知恵と呼べるのです。

スポーツで実力を発揮するには

血液ドロドロは戦いの世界だとお話ししましたが、現代社会でこの戦いを最も強烈に体験しているのはスポーツ選手かもしれません。

スポーツ選手はいわば、戦うことを職業にしているような存在です。試合に挑み、勝利を収めるためには、交感神経を研《と》ぎすまし、低酸素・低体温の血液ドロドロの世界を効果的に作り出す必要があります。

つまり、一般の人よりもドロドロの世界に偏りやすい境遇にあるといえますが、あまりこの状態にばかり偏ってしまうと冷静さを失い、練習で培《つちか》ってきた実力を十分に発揮できなくなります。

彼らがメンタルトレーニングを重視しているのは、ドロドロになりやすい戦いの世界に対応できるよう、心身のバランスを極限状態にまで整える必要があるから。このバランスが獲得できたときに練習の成果が発揮され、最高度のパフォーマンスが実現できる、つまり、戦いで勝利がつかめるのでしょう。

たとえば、二〇一〇年のバンクーバー冬季オリンピックに出場し、八位入賞を果たしたフィギュアスケートの鈴木《すずき》明子《あきこ》さんは、ジュニアの時代から活躍されていましたが、実績を重ねていく過程で心身のバランスを崩し、摂食障害により、一時は体重が三〇キロ台にまで激減してしまったといいます。

ひどい緊張で呼吸が浅くなり、心拍が上がって、なかなか平常心を保てなくなっていったようです。ここまでの話をふまえれば、過度のストレスによる交感神経の緊張が原因だったのでしょう。
この彼女が立ち直ることができたのは、ヨーガを始めたことがきっかけで、ゆったりした深い呼吸を取り入れたことが大きかったといわれています。

副交感神経が優位な状態を取り戻し、血液ドロドロの戦いの世界とサラサラの安らぎの世界の切り替えができるようになり、見事オリンピックの出場権をつかむまでに飛躍できたのだと思います。

一流のスポーツ選手は、彼女にかぎらず、こうした極限のバランスの世界を少なからず体験しています。

私たちがスポーツを見て感動するのは、ただ戦いに勝利したからではなく、苦労の末にすばらしいバランス感覚を身につけ、常人ではできない驚異的なパフォーマンスを披露してくれるからでしょう。

もちろんこうしたバランス感覚は、程度の差こそあれ、すべての人にとって課題になることであるはずです。

スポーツ選手のすばらしいプレーを見ることで、この章で解説したような戦いの世界の本質をぜひ感じとってください。そこには、勝ち負けの結果以上に、よりよく生きるための様々なヒントが隠されているはずです。

「頭に血がのぼらないとボケる？」

頭に血がのぼったら下半身を刺激することが必要であるとお話ししましたが、もちろん、下半身ばかり鍛えればいいわけではありません。何事もバランスが大切であるという点をふまえれば、これもケースバイケース。なぜなら下半身ばかりを重視して頭に血が行き渡らなくなってしまうことは、脳の働きの低下を意味するからです。

認知症にかかった老人がむやみに徘徊《はいかい》するのもそのためです。

いま認知症が増えているのは、定年退職してすることがなくなり、頭をあまり使わなくなることが関係していいます。頭を使わないですめばストレスも減り、気持ちは穏やかになるのですが、あまり度を超してしまうと血が頭に回らなくなるため、ボケの世界に入ってしまいます。

ということは、ボケを予防するためには、ほどよく上半身を使うことが重要なのです。すぐにできる対処法としては、手先の運動を取り入れることでしょう。

年をとったら健康のために歩くことばかり考えるのではなく、ピアノや習字を習ったり、編み物や料理をしたり、こまめに手先を動かすことに努めてください。そうすれば脳が適度に刺激され、物忘れも減っていきます。

逆に年をとっても元気で、血圧や血糖値が高めの人は、カッカしやすい人と同様、ウォーキングをするなどして、頭に血がのぼるのを防ぐこと。睡眠時間をしっかりとって、早寝早起きの習慣をつけることで、交感神経の緊張を上手にほどくことも大事です。

私自身、どちらかというとカッカしやすい性格なので、興奮して声が大きくなり、血圧が上がりやすい傾向にあります。そのため一時は散歩を習慣にしていましたが、ダラダラと歩くだけでは単調すぎて飽きてしまうので、いまでは朝食の前にゴミ出しをしたり、家のまわりを掃除したりして体を動かすようにしています。

また、夜九時くらいには床に就くようにして、睡眠をたっぷりとることで、副交感神経を優位にすることも心がけています。

現代人は総じて運動不足の傾向にあるので、自分の性格や生活環境などを考慮しながら、下半身と上半身をバランスよく鍛えることが大切でしょう。

体を鍛えるといっても、フィットネスクラブなどに通って、ヘトヘトになるまで体を酷使する必要はありません。頑張ってストレスをためるより、適度に手を抜きながら続けることが若さを保ち、健康を手に入れる秘訣といえます。

自分自身が楽しいと感じることを見つけて、ぜひ実践してみてください。

ストレスに対応する体の知恵

血液ドロドロとサラサラ、私たちはこの二つの間を行き来しながら、感情をコントロールし、この世界で生き抜くすべを得ています。こうした生き方のコントロールが必要になってくるのは、突きつめていくと、人間が恒温動物であることと関係しています。

最後に、この点についても簡単に考察していきましょう。

恒温動物は、自分自身で体温を変えることができる生き物であるため、体を動かしたり、逆に冬ごもりをしたりすることで、体温が上がりすぎたり下がりすぎたりするのを、つねにコントロールする必要があります。

とくに人間の場合、解糖系とミトコンドリア系の調和が求められることから、生活のなかで瞬発力と持続力をうまく使い分け、どちらにも偏らないよう、たえず微妙にバランスを整えながら生きていかなくてはなりません。

血液がドロドロであるかサラサラであるかということも、このバランスのなかに組み込まれた大事なエッセンスの一つです。

体温が外気温によって変化する変温動物は、住む場所を変えることでしか、外部環境に対応することができません。温暖化などで地球環境が変化すると、活動範囲が狭められ、やがては死に絶えてしまうこともあるでしょう。

これに対して恒温動物である私たち人間は、みずからの意志によって現実を変えていける力があるわけですから、変温動物よりも主体的に外部環境と関わり合っていける利点があるはずです。

生き方のバランスの崩れが病気や体調不良を引き起こす要因であるならば、そこから抜け出そうと、いたずらに病気治療に執着しないことです。また逆に、健康になることばかりを求めて病気の世界を拒絶することも、生き方の本質からは外れています。

ここまでお話ししたように、病気になることは、自分自身の調和の崩れに気づくことができる、非常に貴重な体験にほかなりません。

血液ドロドロをただ悪者扱いするだけでなく、そうやって外界のストレスに対応している体の知恵に目を向けてください。

私たちは、健康でいられるばかりでなく、病気になったり体調を崩したりすることもできる、非常に調和のとれた世界に生きているのです。

「血液ドロドロもすばらしい」ことを理解し、自分の力を十分に発揮していきましょう。そのうえで疲れたら休息をして、血液サラサラの世界に戻ればいいのです。

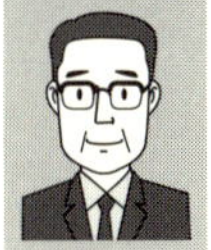

時には「血液ドロドロ」も必要

ストレスで低酸素・低体温状態になると、赤血球はくっつき、血液はドロドロの状態になります。この血液ドロドロは不健康の証《あか》しのように見なされてきましたが、ここでも発想の転換が必要。血液ドロドロは、「戦いの世界」に対する体の対応にほかならないからです。

そう、これも適応現象の一つなのです。

その証拠に、本書でお伝えしたように、毛細血管の直径は赤血球の直径と同じ七・五ミクロンしかありません。カッと興奮するだけでも血管の末端は簡単に無酸素状態になり、赤血球どうしがくっついてドロドロになります。すると、解糖系の瞬発力が発揮されて、アクセル全開で危機に立ち向かうことができるのです。

もちろん、アクセル全開で働いたあとはしっかり休息をとる必要があります。大事なのは、血液サラサラとドロドロの切り替え。血液サラサラばかりを喜ばず、血液ドロドロになって働く自分もほめてあげてください。

第七章

医者が薬に頼る理由

「医者が増えると患者も増える不思議」

現代医療は、ガンの三大療法（手術、抗ガン剤、放射線）に象徴されるように、手術と投薬、化学療法を中心に成り立っています。これらの方法を用いないという方針の医師もいなくはありませんが、まだまだ全体では少数派でしょう。

治療を受ける患者さんにしても、「薬や手術は当たり前」と思っている人が少なくないはずです。

もちろん、こうしたやり方で病気が治癒し、元気になれるのであれば問題ありません。しかし、現実にはどうでしょうか？　かえって症状が悪化することも少なくないのは、これまでの著書でも繰り返し述べてきた通りです。

実際、三十数年前にガンで亡くなる人は、年間約一三万人で、医者の数も約一三万人でした。ところが、医者の数が三〇万人に近づいたいまは、なんと三〇万人以上の人が一年間にガンで亡くなっているのです。

ただ、ここで私が問題としたいのは、こうした現代医療の良し悪しを論じる以前の、もっと根本にある生命観についてです。

現代医療が発達しても病気の数がいっこうに減らず、むしろ増加してしまっているのは、つらさや苦しさをもたらす病気を悪と見なし、この悪をいかに排除するかという発想に立っているからです。

発想の転換をし、病気は適応現象であるという意味が理解できれば、その対処法も大きく変わってきます。それと同時に、現代医学がいかにおかしなことを続けてきたか、本質から外れてしまっているかが、はっきりとわかるでしょう。

なかでも問題となるのは、薬に頼りすぎる医療です。病院に行けば、大した症状でなくても必ず何らかの薬が処方されます。

薬局などでも手軽に薬が入手できるため、「病気になったら薬を飲むのは当たり前」という考えが世の中にはびこっています。

しかし、**薬を飲んで症状が一時的に改善されたとしても、病気や体調不良の原因まで変えることはできません。ストレスや心配事、長時間労働、睡眠不足などはそのままですから、病気の原因になる低酸素・低体温の状態はずっと続きます。**

これでは、本当の意味で症状を治癒させることはできないでしょう。

それどころか、元気になれないまま症状が慢性化していけば、ずっと薬が手放せなくなります。

こうしてまた病院に行けば、様々な検査があり、新たな薬も処方され、そのうちガンになれば、手術や化学療法の世界へ入っていくことになるのです。

では、こうした医療のあり方に問題があるとして、それ以外の方法にどこまで有効性があるのでしょうか?

薬を使わない医療は、代替《だいたい》医療のなかに多くあり、そこでは主に食事や運動が重視されています。

しかし、食事療法一つとっても考え方は様々であり、どんな方法を選べばいいのかわからないという人もいるはずです。

そもそも、こうした点を考える以前に、現代のような薬に頼りすぎる医療はなぜ始まったのでしょうか?　食事療法が有効だというのなら、どこかで入り込む余地はなかったのか?この点についても検証する必要があるでしょう。

そこで注目されるのが、第一章で紹介したドイツの生化学者、オットー・ワールブルクの存在です。二〇世紀初頭に活躍した彼の研究のなかには、こうした疑問に対するヒントが様々な形で隠されています。

その研究を再びたどってみることで、薬に頼りすぎる医療から抜け出せない現代医療の課題を一つ一つ浮かび上がらせていきましょう。

「医療が進歩するほど病気が治らないわけ」

オットー・ワールブルクは、本書で解説してきたような、細胞内のエネルギー産生の仕組みの解明に取り組んだパイオニアです。

彼が発見に関与したのは主に解糖系の仕組みについてですが、その研究の過程で、「ガン細胞は、酸素が存在する場合でも、解糖系（発酵）によってエネルギーを得ている」という非常に興味深い発見をしています。

酸素が供給されている状態でもミトコンドリアを用いず、解糖系のエネルギーで分裂を繰り返すのがガンの特徴であるというのです。これは偉大な発見です。

細胞の分裂スピードに対して抑制的に働くミトコンドリア系が極めて少なく、解糖系中心にエネルギーをまかなっているのがガンの姿だと言い換えてもいいでしょう。

ワールブルクは、この特徴を解明することがガン治療のカギになるはずだと考え、その後も研究を続けましたが、当時は遺伝子の働きが徐々に解明されつつあった時代――発ガン物質による遺伝子の変異がガンの原因であるという考え方が次第に定説になっていきました。

その意味では、現代医療の表舞台からは姿を消してしまった古びた説の一つということになりますが、だからといって、ワールブルクの着想が間違っていたということにはなりません。第一章でも触れましたが、ガンが遺伝子の変異で引き起こされるとしても、それが実際のガン治療に結びついているわけではないからです。

たとえば、車の排気ガスが肺ガンの原因であったとしても、空気のきれいな田舎に引っ越せばガンが自然退縮するとは限らないでしょう。

発ガン物質をいくら避けたところで、それがガンの治癒に役立つわけではない。そのため、せっかく「ガンの原因」らしきものが突き止められたにもかかわらず、医療現場では、目先のガンを治療するために対症療法に頼らざるを得なくなっていきました。

こうして手術、抗ガン剤、放射線というガンの三大療法が定着したのです。

これはほかの病気に関しても同様です。遺伝子にしても、細胞のミトコンドリアの働きにしても、わかってくると面白いのでどんどんと細部にまで研究が進んでいきますが、その分、生命の全体は見えなくなる。まさに、木を見て森を見ず、です。

研究が進むのはいいことですが、それで病気が治せるというわけではないので、臨床をする現場の医者は、ここでも対症療法に依存するようになる。その結果、医療全体が薬に頼りすぎた状態に変わっていくことになったのです。

そうなれば、患者さんをしっかり励ましたりすることや、漢方のように治癒力を高める昔ながらの方法も軽視されるようになっていきます。すると、そのうちに、血液検査のデータだけで診断して薬を出すだけ、聴診器すら使わない……こうした医療が当たり前になってしまいました。

もちろん、ガンを治すどころではないことはいうまでもありません。かくして、医療が進歩するほど、病気が治せなくなってしまったのです。

「発ガン物質を遠ざければいいのか」

本書をここまでお読みになった方ならば、こうした現代医療の抱える矛盾《むじゅん》が何に起因するかがすでに見えているでしょう。

おさらいをするなら、ガンは発ガン物質のような外部要因から起こるのはまれで、日常のストレスで低酸素・低体温状態になり、解糖系が刺激されることによって引き起こされるものです。

言い換えれば、ストレスによって作り出された低酸素・低体温、あるいは高血糖の状態が、ガンの生きる条件と一致するわけです。こうして、**解糖系に偏ってしまうような生き方を続けているかぎり、ガン細胞の増殖は繰り返されることになり、体内で生産される抗酸化**

物質や免疫細胞では対処しきれなくなります。

内部環境の異常に対して細胞がガン化しているわけですから、これは適応現象の一つ。これがわかれば、当然、対処法も見えてきます。ガンの生きにくい条件に内部環境を変えていけば、体はそちらに適応していく。ガンをたたかなくても勝手に増殖を止め、退縮していくことが自然な流れなのです。

現代医療では、ガンは遺伝子の異常によってできた細胞の失敗作なのだと見なしているため、こうしたシンプルなとらえ方ができず、手術や抗ガン剤、放射線でたたくしかないと発想してしまいます。

「ワールブルク効果」の重要性に気づいていた医師や研究者も少なからずいましたが、「病気はストレスへの適応現象である」という理解にたどりつけなかったため、これをガンの治療に結びつけられませんでした。そのため、発ガン物質という外部要因がガンの元凶《げんきょう》であるという考えが定着してしまったのです。

じつは当のワールブルクにしても、解糖系で分裂するガンの特徴に目をつける一方、発ガン物質を恐れる意識も強く持っていました。

漂白剤が入っているという理由で市販のパンは一切食べず、野菜も化学肥料を使っていないものだけを口にし、排気ガスを嫌うがために、学会に出たり講演を行ったりすることも敬

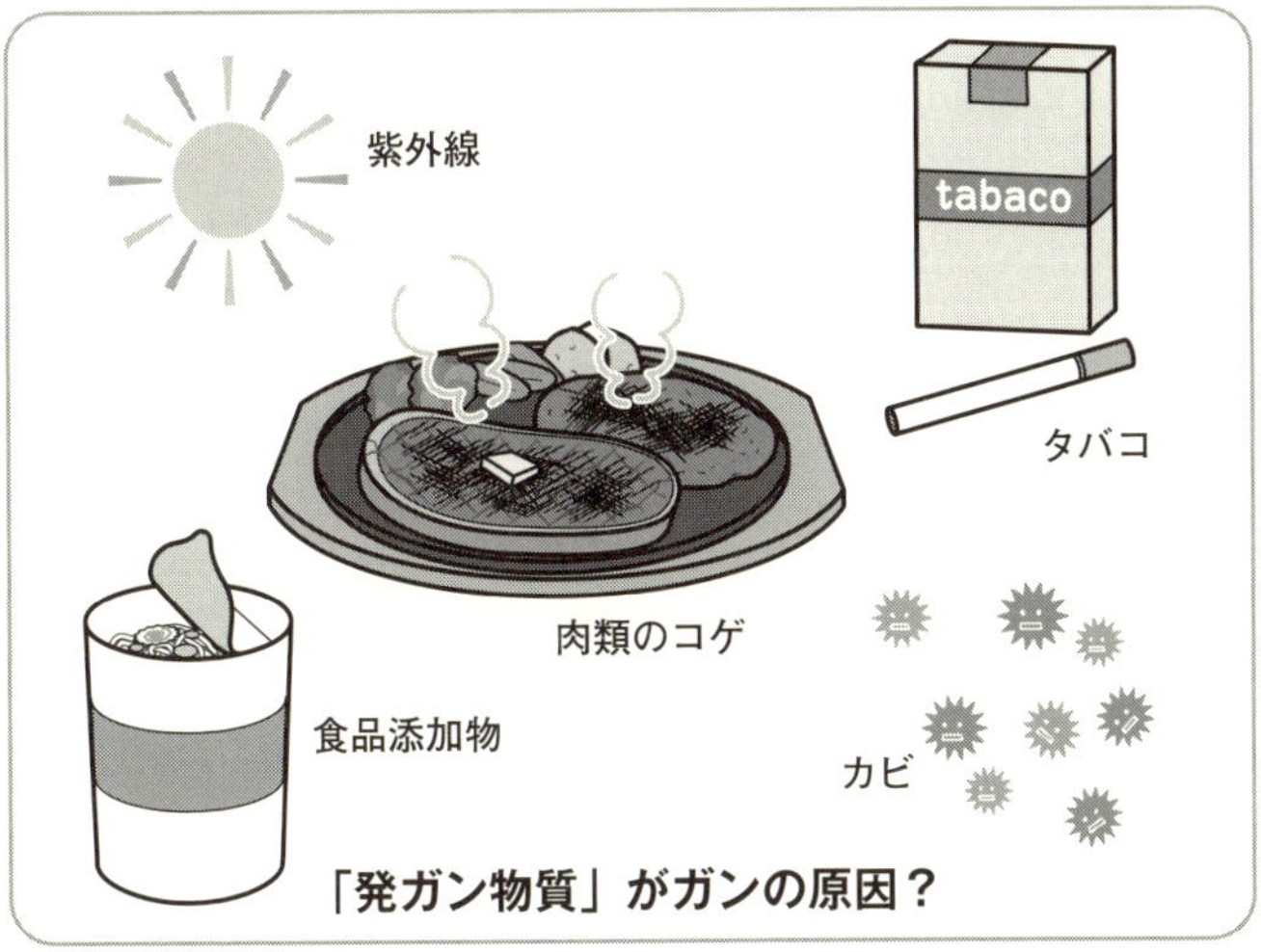

遠するなど、現代人もびっくりするくらいの自然主義を実践していました。

実際、ワールブルクは八六歳まで長生きをしましたから、自分の実践が正しかったと思っていたかもしれません。

しかし、先ほども触れたように、発ガン物質を遠ざけたからガンにならなかったというのは、想像の域を出ないものです。ワールブルク効果と直接的な関係があるわけでもありません。

そもそも、発ガン物質によるガン化は、ある頻度で起こる現象、というにすぎません。食事を改善したところで、ストレス対応ができていなければ、ガンにかかってしまうことは十分にあるのです。

これに対し、ガンを生み出す原因の第一がストレスによる低酸素・低体温であると見抜くことができれば、それは医療にも結びつきます。

患者さんの生活環境を把握し、体を冷やしたり酸素が行き渡らなかったりするような生き方から脱却することを指導し、解糖系とミトコンドリア系のバランスを取り戻す方向へ導くことができるからです。

そうなれば、いたずらに三大療法に頼る必要もなくなるでしょう。

こうして抗ガン剤や放射線治療の弊害から抜け出すことができ、患者さんの生存率も徐々に上がっていくはず。現代医療のすべてを否定するわけではありませんが、その役割は大きく変化していくことになります。

ワールブルク効果の本当の意味が見えてくることで初めて、ガンは「ありふれた病気」の一つに変わっていくのです。

ガンは「裏切り者の細胞」か

ワールブルクが活躍した時代以降の医学の流れについても、ここで簡単にたどってみましょう。彼の発見が実際のガン医療に結びつけられないまま、現代医学は新たに二つの大きな発見をすることになります。

その一つが、一九六七年、アメリカの生物学者であるリン・マーギュリスが唱えた「ミトコンドリア寄生説」です。ワールブルクが活躍した時代から約二〇年後、「細胞内のエネルギー工場であるミトコンドリアが、もとは外部からの細菌の寄生によるものだった」という説が初めて公表されたわけです。

詳細については本書でも解説しましたが、ミトコンドリアが好気性細菌であったという発見によって、ミトコンドリア系＝有酸素運動、解糖系＝無酸素運動という二つのエネルギー系の違いが明確になりました。このマーギュリスの発見が、後年私がガンの原因を解明する際の大きな土台となったのです。

言い換えるならば、「ミトコンドリア寄生説」という概念がなかったワールブルクの時代では、ガンが解糖系エネルギーのみで分裂を繰り返すという現象そのものはとらえられても、その背後にある生命の仕組み、ガン化のプロセスを解き明かすことまでは難しかったということでしょう。

科学の世界は、先人たちの発見の積み重ねのなかで新たなアイデアが生まれ、これまで見えなかった世界が開かれてくるもの。一人で仕事が成し遂げられるものでないことを、改めて感じさせられます。

もう一つは、同じくアメリカの生物学者、ロバート・ワインバーグらによるガン遺伝子とガン抑制遺伝子の発見です。

ワインバーグは、細胞は核内に自らを破壊する因子を持った遺伝子を抱えているといい、この遺伝子（原ガン遺伝子）が発ガン物質などによってガン遺伝子に変化すると考えました。もちろん、このガン遺伝子の活動を抑える遺伝子（ガン抑制遺伝子）も存在しているため、すぐに発症するわけではありません。

ガン遺伝子の増殖が勝るか、ガン抑制遺伝子の働きが弱まるか……アクセルとブレーキのどちらかにトラブルが生じたとき、ガンの増殖が進むことになるというわけです。

こうしたワインバーグの研究は今日のガン医療の基礎をなすものであり、非常に重要な側面を持っていますが、ガンを細胞の異常ととらえている点で、本質にはたどり着いていないことがわかります。

本書で解説してきたように、ガンは異常などではなく、低酸素・低体温の条件下で生み出されるものです。ガン化は危機を乗り越えるための適応現象であるととらえることでこそ、その正体は見えてくるのです。

ワインバーグは、ガンを「裏切り者の細胞」と呼んでいるように、低酸素・低体温の世界の本質にアプローチできていません。適応現象を裏切りと呼ぶ以上、当然、ガンを治すこともできないでしょう。

残念ながら、こうした彼の研究を土台にしている以上、現代医療がガンを治せないでいるのも仕方がないこと。それが現代医学の現状ともいえるのです。

「高齢者のガンを治療すべきか」

ガンは体の失敗であるとする考えとは別に、最近では「ガンは老化の病気である」というとらえ方も注目されているようです。

日本では放射線科の専門医である中川恵一《なかがわけいいち》氏らが唱えている説ですが、解糖系とミトコンドリア系の働きをふまえれば、こちらも必ずしも正しいとはいえません。なぜなら、加齢とともに解糖系は自然と縮小していくため、年をとればガンがあってもあまり進行しなくなるのが普通だからです。

老衰で亡くなった人を解剖すると小さなガンがいくつも見つかりますが、生存を脅かすほどのものではないため、直接の死因にはなりません。**高齢者のガンは、むしろ治療しないほうがいい場合が多いのです。**

昔の医者は、こうしたことが経験としてわかっていましたから、「お年寄りにはあまり手荒な治療をしないように」という暗黙の了解がありましたが、現代ではそういう考えにはなりません。ガンが解糖系エネルギーで増殖するという特徴も忘れ、八〇歳すぎのお年寄りにも平気で手術をすすめることが多くなっています。

第四章で解説したように、**ガンは、二十〜五十代の調和の時代に無理をして、解糖系に依存した生き方を続けていた人がかかる病気。この点を理解せず、ただガンという悪者をたたいてしまおうと抗ガン剤の投与を続けていれば、むしろその害で死期が早まるでしょう。**

私にいわせれば、現代医療はわざわざ余計なことをしてガンを悪化させ、なかなか治らない、ややこしい病気にしてしまっているのです。

高齢者のガンの増加を見て、「日本のガンの死亡率が高いのは日本が世界一の長寿国であるからだ」という考え方があるようですが、こうした点をふまえれば、かなり無理があることがわかるでしょう。

ガンの死亡率が高いのは、いまの医療がガンの原因を的確にとらえていないことに根本問題があるわけで、ここまで解説してきたような矛盾に気づけば、ガンにかかる人も死ぬ人も劇的に減っていくはずです。

この矛盾を放置したまま、ひたすらガンをたたくことばかり考えていては、いくら医療が高度になってもガンが治るわけはありません。

ガンになることは不思議でも何でもなく、正体が見えてしまえば、かなりシンプルな病気であることがわかります。

ガン細胞が生成する過程に関しては一人ひとりについて様々な事情があるとはいえ、怖い病気ではないこともわかるので、かかってもそれほど心配もしなくなります。正しいつきあい方も自然と見えてくるでしょう。

私自身、一般の方の電話相談にはなるべく応じるようにしていますが、ガンの患者さんだからといって医者を紹介するようなことはあまりしません。ガンにかからない生き方とはどんなものかを理解し、「自分で治す」ことを基本にしてほしいからです。

すでに医者にかかっている人でも、その状況のなかでの対処法はあります。

本書をしっかりと読んで、働きすぎや心の悩みなどと向き合い、これを変えていくほうがずっと大事です。第九章に「ガンにならない八つのルール」を紹介していますので、これを参考にして、自分なりに実践していくといいでしょう。

食事療法がガンに効く理由

ここで再び、ワールブルクの研究に話を戻したいと思います。彼が発ガン物質を恐れ、厳格に自然食を実践していたことはお話ししましたが、じつはこの食事に関する考えを受け継いだ人物がいます。

ガン食事療法の創始者として知られる、ドイツ人医師のマックス・ゲルソン（一八八一〜一九五九）です。

彼が創始した食事療法（ゲルソン療法）は、肉類などの動物性たんぱく質やナトリウム（塩分）の摂取を避け、生野菜や果物をジュースにして毎日たっぷりとることなどを基本にしたもので、現在行われている様々な食事療法の元祖とも呼べるものです。

ワールブルクの信奉者でもあったゲルソンがこうした食事療法を考案したのは、「ガンの原因は塩漬けにした肉をたくさん食べる欧米人の食習慣にあるのではないか？」という点に着眼したからです。

確かに過剰摂取した肉類は腸内で腐敗し、酸素不足がもたらされることで、発ガンの原因になります。また、ナトリウムをカットするというのは、細胞内外のナトリウムとカリウムのバランスを正常に保つために必要なことです。

私たちの体を構成する細胞は、外部にナトリウム、内部にカリウムが多い状態でミネラルバランスがとられていますが、塩分の摂取が多くなるとこのバランスが崩れ、細胞の代謝がうまくいかなくなります。

このナトリウムとカリウムのバランスはミトコンドリアで作り出される活動エネルギーによってコントロールされていますから、ナトリウム過多の状態はミトコンドリア系の働きにも負担を与えるのです。

現代人はカリウム源である野菜や果物の摂取が少なく、塩分は過剰の傾向にありますから、これは確かにガンが分裂する条件になるでしょう。

逆にいえば、**肉食をやめ、塩もやめる、そして野菜や果物の摂取を増やすという食事療法は、解糖系の働きを弱め、ミトコンドリア系の働きを活性化させるうえで効果的です。ガン細胞の特徴をよくつかんでいる面があるため、ガンの治癒に大きな成果が現れるのです。**

そのため現代でも、ゲルソン療法や、その流れを汲《く》む食事療法の実践者は少なくありませんが、ゲルソンが活躍した時代は抗ガン剤が次々と開発され、現在の三大療法（手術、抗ガン剤、放射線）の土台が築かれた時期と重なっていました。

新しい治療法が見つかったという期待感が膨らむ希望の時代でしたから、食事の改善でガンが治るというゲルソンの手法には抵抗を感じる人が多かったようです。医師の多くが彼の着想を嫌がり、黙殺しました。

ゲルソン療法には、ガンを癒すためのいくつものすばらしいヒントが隠されていたわけですが、現代医療はその点を追究せず、「抗ガン剤でガンをたたく」という対症療法を選びました。

それが結果として、生命の本質の世界から遠ざかることにつながったのです。

「アメリカ政府が日本食を推奨する根拠」

ゲルソンが見いだしたことでとくに重要なのは、発ガンの原因が、食事という日常の習慣のなかに潜んでいるという点です。

現代医療が黙殺したため長い間日の目を見ることはありませんでしたが、その後もこの流れを汲む様々な食事療法が考案され、一部の医師の間では、実際のガン治療にも用いられてきました。

そのなかで注目されるようになったのが、伝統的な日本の食事法です。

一九七八年、アメリカの上院議員ジョージ・マクガバンを中心にまとめられた食事と健康に関する報告書（マクガバンレポート）のなかで、「肉類などの動物性食品を中心にした食生活がガンの原因になる」というゲルソン療法と同様の見解が示され、これをきっかけにアメリカ政府の食生活指針が大幅に改められていくことになりました。

この報告書には、「健康を維持するためには、精製しない穀類や野菜、魚などで構成された伝統的な日本食が最も理想的である」といった記述があり、日本で生まれたマクロビオティックのような玄米菜食が欧米でヘルシー食として紹介され、今日の日本食ブームが生まれるきっかけになりました。

日本でも、こうしたマクロビオティックの流れと並行して、断食療法で知られる甲田光雄《こうだみつお》氏のように、少食や断食によってガンや慢性病を治癒させる方法が考案され、徐々に注目を集めるようになりました。自然医学を創始した森下敬一《もりしたけいいち》氏のガン食事療法も、この流れにつながるものでしょう。

また、ゲルソン療法も星野仁彦《ほしのよしひこ》氏や済陽高穂《わたようたかほ》氏らの日本人医師に引き継がれ、様々な改良が加えられながら、今日もガン医療の現場で実践されています。

これらの食事法に共通しているのは、肉類の摂取を減らし、代わりに野菜を多くとることがガンの治癒につながるということ。ゲルソン療法の場合と同様、こうした食事法が解糖系の働きを休め、ガンの分裂を抑えてくれるわけです。

もちろん、解糖系の働きそのものが悪いわけではありません。

ここまでお話ししてきたように、私たち人間は解糖系とミトコンドリア系のバランスのなかで、日々の健康を保っている存在。確かにガンはエネルギーの産生工程が解糖系に依存することによって引き起こされる病気ですが、だからといって、解糖系がまったくなくなってしまえばいいというものではないのです。

特に二十～五十代の調和の時代は、解糖系とミトコンドリア系を使い分けて生きているわけですから、解糖系を一方的に遮断してしまうとストレスがたまり、慣れるまでは体に力が入らず、けだるさにも悩まされます。このつらさを克服しなければ、食事療法が逆効果になることもあるわけです。

いずれにせよ、ワールブルクやゲルソンの時代から食事療法が脈々と受け継がれ、いまも多くの実践者がいるのは、現代医療に病気を治癒させる真の力が備わっていなかったからだというほかありません。

薬に頼りすぎる医療から抜け出し、本当に治る医療を構築していくうえで、こうした食事療法も無視できない分野の一つといえるでしょう。もちろん、私たちの体は解糖系との共存が必要であるわけですから、こうした食事療法には、ある種の行きすぎがあることも同時に知らなければなりません。

「ビタミンCがガン細胞を弱める仕組み」

従来のガン医療に代わる治療法として注目されているのは、食事療法だけではありません。近年では、ビタミンCの大量点滴療法という非常にユニークな治療法が脚光を浴びていビタミンC大量点滴療法は、その名の通り、ガン患者に大量のビタミンCを点滴投与するもので、ノーベル賞を二度受賞したアメリカの医師ライナス・ポーリングが考案したことで知られます。

現代医学の常識からはかけ離れた治療法ですが、このシンプルな手法によってガンが死滅する症例が相次ぎ、二〇〇五年には、アメリカ国立衛生研究所など権威ある機関が効果を認めるまでになっています。

なにしろ、抗ガン剤のような副作用がほとんど見られず、しかも、抗ガン剤と併用する際には副作用が最小限に抑えられるため、いまアメリカでは一万人に及ぶ医師が臨床に取り入れているといわれています。

ビタミンCを血液中に大量投与することでガン細胞が死滅するのは、解糖系優位のガン細胞の性質と大きな関係があります。

ビタミンCは、食べ物から摂取した糖を細胞に取り入れる際に使われていますが、使用後のビタミンCは酸化してしまうため、細胞内のミトコンドリアで処理しなければなりません。しかし、ガン細胞にはミトコンドリアが極端に少ないため、この処理がうまくできないのです。

つまり、ビタミンCを大量に点滴投与していけば、ガン細胞にのみ酸化物が蓄積していくことになります。この結果、他の細胞に悪影響を与えることなく、ガンだけを選択的に死滅させることができるわけです。

ガン細胞が生成するメカニズムまでは考察していないために圧倒的な効果が見られるわけではありませんが、いま注目のビタミンC大量点滴療法も、ワールブルク効果をうまく応用したものであることがわかるでしょう。

ちなみに、本章のテーマからは少し外れますが、ガンのPET検査もじつは、ワールブルクの理論を応用した面があります。

PET検査は、ブドウ糖によく似た薬剤を患者さんに注射し、この薬剤が体内のどの組織に取り込まれるかを専用のPETカメラで観察することで、ガンの位置や大きさを確認するという検査法。解糖系の刺激で分裂するガン細胞は糖を好みますから、ブドウ糖を体内に取り入れればガン細胞に自然と集中することになり、正常な細胞との違いがハッキリと現れるわけです。

その意味でいえば、**糖類のとりすぎもガン化をうながす要因であり、食事療法の多くがその摂取を制限していることもうなずけます。現代人が好んで口にする肉類や砂糖、塩分の多**

い料理などは、ガン細胞が分裂しやすい状況を作り出す面があるわけです。

「代替医療をどう評価するか」

ワールブルクの理論とは違う流れですが、臨床と研究がバラバラのままに進んできた現代医療への反省から、一九八〇年代以降、体全体を一つの生命としてとらえるホリスティック医療も台頭してきました。

ホリスティックとは、ギリシャ語のholosを語源とした言葉で、英語のwhole（全体）、health（健康）、holy（聖なる）といった言葉もここから派生したといわれています。

これらの言葉からも連想されるように、体全体の働きを有機的にとらえ、体に備わった自然治癒力、免疫力を高めることを目的にしているのがホリスティック医療です。東洋医学のような伝統医療、たとえばヨーガや気功、漢方などはここに含まれるといえばわかるでしょう。

また、インドの伝統医学であるアーユルヴェーダもこの一つですし、先に挙げた食事療法、整体や指圧などの手技療法も含まれます。アロマテラピーや心理療法、音楽療法など、該当する療法は多岐にわたります。

これらの療法は従来の医療に代わるものということで代替医療とも呼ばれていますが、個々の症状を取り除き、抑えることを目的にした現代医療とは対極にあることが感じられるはずです。個々の療法についての解説は省きますが、本書で解説してきた視点で概観すると、**代替医療で効果を挙げているものは、どれも低酸素・低体温からの脱却を図ることにつながる療法であることがわかります。**

「病気（ガン）になることは決して悪いことではない、ストレスによる低酸素・低体温状態への適応現象である」

こうした理解が根底にあれば、これらの療法に取り入れられている体を温めること、あるいは副交感神経を優位にさせて自律神経のバランスを整えること、解糖系優位の状態から脱却してミトコンドリア系を元気にするといったことの意味も見えてくると思います。

一方、現代医療でも患者さんの体温は測りますが、これは発熱の度合いを把握するためにすぎず、低体温そのものを問題にしているわけではありません。生命の法則に照らし合わせれば、これでは病気の治癒は難しいということが誰にも理解できるはずです。

もちろん、現代医療をホリスティック医療（代替医療）に切り替えさえすれば問題が解決するというものでもありません。なぜなら、代替医療の世界もまだ過渡期にあり、本書で私が指摘してきた生命の法則（低酸素・低体温による適応現象）の意味をしっかりとらえきれ

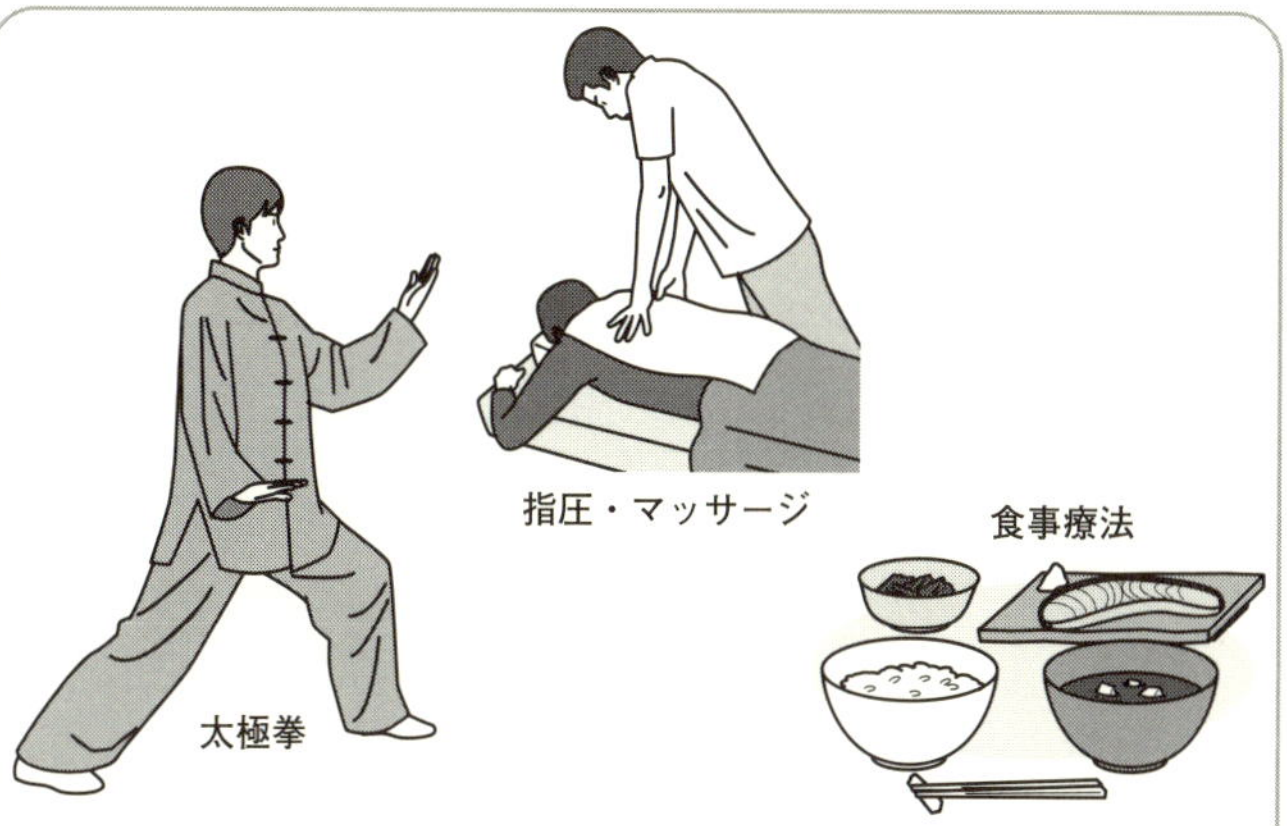

**「ホリスティック医療」の目的は
低酸素・低体温状態からの脱却**

ているとはいいがたい面があるからです。

食事療法を例にとっていえば、食べることは確かに大切ですが、それがすべてではありません。メインはあくまでもストレスへの対処。食事の改善はあくまでも二番手のテーマにすぎません。

この点を見誤ってしまうと、せっかく食事療法に取り組んでも十分に成果は現れません。ストレス対応が置き去りになることで、かえって症状が進んでしまうことも十分にあり得ます。食事療法を実践している大家《たいか》が、平均寿命にも満たないうちにガンで亡くなることが多いのもそのためです。

ストレスの意味を問い直し、これまでの生き方の偏りをただすことがまず何よりも大事。ストレスという大きな括《くく》りのなかに、ガンをうながすような偏った食べ方があると考えるべきでしょう。

「ガン治療を評価する目安は」

食事療法のマイナス面についても触れてきましたが、もちろん、食事の大切さを軽視しているわけではありません。

これは先に挙げたホリスティック医療全体にいえることですが、私から見れば、どのような療法であれ、抗ガン剤の使用を疑問視し否定しているということ自体が、大きな前進でもあるといえるからです。

たとえば、放射線の専門医で、『患者よ、がんと闘うな』というベストセラーを出した近《こん》藤誠《どうまこと》氏も、「抗ガン剤は効かない」と世間に向けてハッキリ主張している点で大きな功績があったと思います。

ただ、自身が専門とする放射線治療は肯定し、安全であるといっている点で、生命の法則からは外れているともいえます。放射線はガン細胞を取り除くことを目的にしたものですから、仮に安全であったとしても、「悪いものは取り除くべきだ」という生命観が根底にあることは否《いな》めないからです。

そもそも、放射線で人体の一部たるガン細胞をたたくということは、ガン細胞は自然退縮するものだという理解が欠けているからでしょう。これでは患者さんを励まし、治癒力を引き上げる方向にまでは導けません。

また、放射線はリンパ球を減少させてしまうので、患者さんから元気を奪い、治す気力を減退させてしまう面もあるでしょう。

これに対し、ゲルソン療法の流れを汲《く》んだ先ほどの星野氏や済陽氏の食事療法の場合、抗ガン剤の使用だけでなく、従来の三大療法のあり方そのものに疑問を示しています。食事療法に取り組んでおられる医師の多くも、こうした発想のもとで、それぞれの患者さんと向き合っているでしょう。

その意味ではさらに一歩前進しているように思いますが、反面、「食事が大事」という点を強調しすぎているきらいがあり、これはこれで問題が生じます。

まず**大事なのは「低酸素・低体温からの脱却」であり、ストレスへの対応です。食事さえ改善すれば病気（ガン）が治るというものではありません。**

現に、食事療法に切り替えることでガンの治癒率は高まりますが、まだ圧倒的な成果を挙げているとまではいえません。医療に栄養学の知識を取り入れることに意識が向けられるあまり、日常生活でこうむるストレスの意味を軽く扱っているからかもしれません。

この点については、現代の栄養学のあり方を総点検する次章で改めて論じることにしましょう。

いずれにせよ、「低酸素・低体温からの脱却」という視点に立てば、自分が受けている治療、実践している健康法がどの程度いい内容のものか、全体的にどのあたりのポジションにあるか判断できるようになるはずです。

こうした視点に立って良い医師を探すことも大切ですが、それ以上に、病気は自分自身の生き方に関わった問題であることを知るべきです。

現代医療を一〇〇パーセント否定する必要はありませんが、病気は基本的に「自分自身で治すもの」なのです。何かにすがってしまう前に、少し立ち止まり、自分の生き方を見直すという主体性を持つように努めてください。

たとえばガンから生還した人は、治癒の過程で誰もが何らかの自己発見をし、新しい生き方を手に入れています。それは決して特別なことではなく、病気の成り立ちを理解さえすれば、誰もが体験できることなのです。

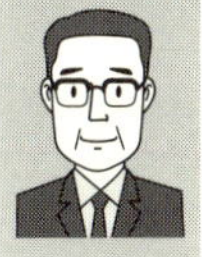

安保研究室から 7

医者が薬に頼るのはなぜ？

いま、現代医療が病気を満足に治せていないことに、多くの人が気づきはじめています。その理由は、病気を悪いものと見なし、症状を取り除くために薬を処方することが、治療の基本になっているからです。

たとえば、「ガン細胞が酸素を必要としない解糖系エネルギーで分裂する」という事実が、すでに二〇世紀初頭、ドイツ人生化学者のオットー・ワールブルクによって発見されています。ガンを含めほとんどの病気は、低酸素・低体温状態への適応現象として引き起こされるものなのです。

ワールブルクの時代に、すでにガン（病気）の原因に肉薄できていたにもかかわらず、長い間、その本質が見落とされてきました。それが薬に依存した「治せない医療」につながっていったのでしょう。本書で病気の本当の原因が解明されたことで、こうした現実もきっと変わっていくはずです。

第八章

栄養学が忘れた重要なこと

「食べることは二番手」

薬に頼りすぎる医療の問題点について指摘した前章で、ガン医療において「食事療法は二番手である」とお話ししました。食べるということのさらに上位に、本書のメインテーマであるストレスの問題が控えているからです。

これまで述べてきたように、ストレスは生きているかぎり必ず生じるものです。ただ、日常生活のバランスが崩れ、ストレス過剰の状態に陥ってしまうと、体はその状態に適応しようと反応します。その結果、体は低酸素・低体温の状態になり、ガン細胞が分裂しやすい内部環境が整うことになるのです。

ガンはこうした低酸素・低体温の状態の持続のなかで起こりうる適応現象の一つですから、食事の内容を変える以前に、まずはストレスへの対処が大事だとわかるでしょう。

毎日の食事が大切なことはもちろんですが、私たちは食べることだけで生命活動を営《いとな》んでいるわけではありません。

現に、食事療法に失敗する人、長続きしない人も少なくありませんが、これはその方法に誤りがあったからというより、「食事より上位にストレスの問題がある」という認識が欠けていたからだといえます。

たとえば、**「体にいいものだからとらなければいけない」という思いにとらわれていたら、それ自体がストレスになります。また、「これは体に悪い」「あれは発ガン性がある」と神経質になることでもストレスがたまり、体によいとはいえません。**

あるいは、いま自分が抱えているストレスの問題（心の悩みや長時間労働など）を置き去りにしたまま、ただ体によい食材やサプリメントを口にしたところで、体質改善につながらないことは明らかでしょう。

言葉にすれば誰もが当たり前だと感じるはずですが、私たちは一つの物事にとらわれてしまうと、なかなかそこから抜け出すことができません。食事療法に取り組んでいる人にも、こうした傾向が見られます。

いくら理にかなったことでも、とらわれすぎると体にはよい影響を与えないことをまずは知るべきです。

もちろんこれは、ガンにかぎらず、糖尿病や高血圧症、高脂血症などの生活習慣病、いやすべての病気の治療に関しても同じことがいえるでしょう。

この章では、こうした問題点をふまえ、食べ物と健康、そしてストレスの関わりをもっと根本から考えてみたいと思います。

「日光も栄養素の一つ」

まず、栄養学の常識から疑ってみることにしましょう。

栄養学では、体に必要な栄養素ということで、糖質やたんぱく質、脂質、ミネラル、ビタミンなどが挙げられています。ほかにも食物繊維やファイトケミカル（ポリフェノールのような植物に含まれる色素成分）などの名前が挙がることもありますが、どれも体内では作り出せないため、食べ物から補給するしかありません。

逆にいえば、これらの栄養素がきちんと摂取できていれば健康であるということになりますが、本当でしょうか？

私たちの体は、食べ物に含まれる栄養素を腸で消化吸収し、血液を通じて全身の細胞に運ぶことで活動エネルギーを作り出しています。解糖系にもミトコンドリア系にも、ともに栄養素は必要です。

しかし、それがすべてかというとそうでもない。ミトコンドリアのエネルギー産生には、もっとほかの要素、たとえば電磁波や放射線なども必要になってくるからです。

電磁波や放射線などというとビックリする人も多いかと思いますが、これらは体を害するばかりではありません。

まず電磁波ですが、自然界には波長の長短によってガンマ線、エックス線、紫外線、可視光線、赤外線、電波などが存在します。このうち体に必要なのは主に紫外線で、具体的には太陽光線のことを指しています。

電磁波といってビックリする人でも、生命活動に太陽の光が大事だといえばすぐにイメージができるでしょう。

太陽の光を浴びると体がポカポカと温まり心地よいのは、じつはミトコンドリアが刺激され、フル回転するからです。逆にずっと家に引きこもったまま外に出なければ、気持ちも滅《め》入《い》ってしまい元気が出ないはず。こんな状態ではミトコンドリアが十分に働かないため、しっかり栄養補給をしても、十分なエネルギーへと変化しません。

では、太陽光線でミトコンドリアが活性化されるのはなぜでしょうか？　この点を理解するには、ミトコンドリアに運ばれた栄養素がどういうプロセスでエネルギーに変換されるのかを知る必要があります。

五八ページから一節を設けて解説しましたが、細かくたどるとかなり複雑なので、ここでは栄養素が分解される過程で最終的に水素が作り出されるという点を頭に入れてください。

活動エネルギーを生み出すには、電子伝達系という回路で、一個の陽子と一個の電子で成り立っている安定した分子構造の水素を栄養素から引き離し、ミトコンドリアの膜の内側と外側に電位差を作らなければなりません。じつはこの水素分子を引き離す仕事を、電磁波＝太陽光線が行っているのです。

そう考えれば、栄養素を口から摂取するだけでは十分なエネルギーが生み出せない理由が見えてくるはずです。

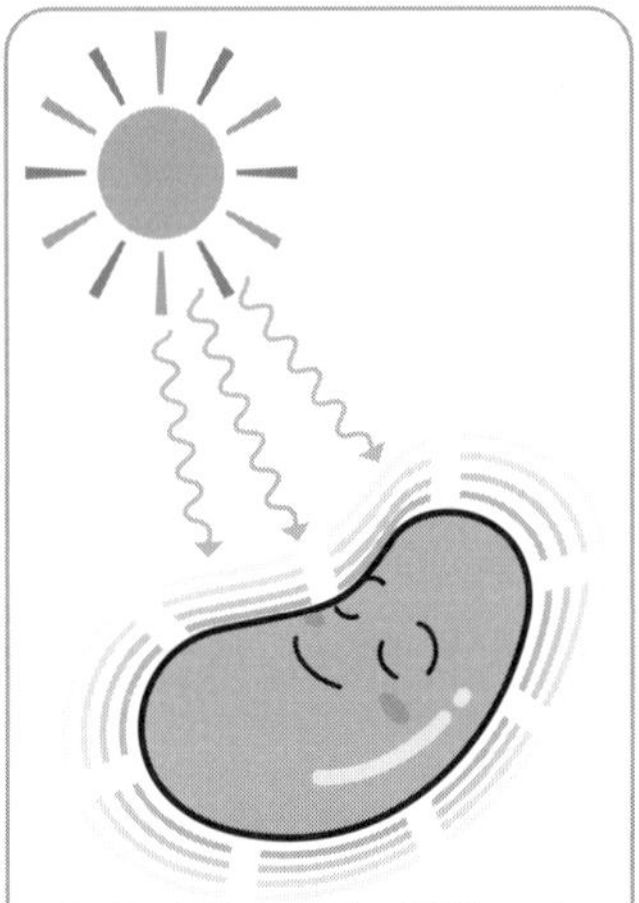

日光もミトコンドリアのエネルギー源

「太陽の光をしっかり浴びる」ことの大切さが見落とされると、その分、健康が遠のいてしまうのです。

植物に含まれる葉緑体も太陽の光をエネルギーに変えていることで知られますが、じつはミトコンドリアも同様。生命体に太陽光線が不可欠なものであることが改めて感じられるでしょう。

ミトコンドリアを中心に栄養学をとらえ直した場合、食べ物だけでなく、日光も栄養の一部なのだといえるのです。

「野菜に含まれる微量放射線の効用」

こうした太陽光線と健康との関わりについてもう少し補足しておきましょう。

ポカポカ陽気の日に散歩すると気持ちがいいのはミトコンドリアが活性化されているからだとお話ししましたが、これは本書でお伝えしてきた「ミトコンドリアは温めたほうがいい」という考えとも重なり合います。

ただ、「過ぎたるは及ばざるがごとし」という言葉の通り、いくら温めるのがいいといっても限度はあります。温めすぎると熱で細胞が損傷し、その結果、アポトーシス（細胞の自然死）が引き起こされてしまうからです。

太陽光線の浴びすぎで日射病や熱中症に見舞われるのは、過剰な熱エネルギーにミトコンドリアが「もうこれ以上の熱はいりません」と悲鳴をあげている状態。温めすぎをやめなければ、やがて細胞はアポトーシスを起こし、最悪の場合、突然死の世界に入ってしまいます。

後ほど触れますが、お風呂などで湯あたりするのも、やはりこうしたミトコンドリアの温めすぎが原因です。

ミトコンドリアを元気にさせるには、ただ温めればいいというわけではありません。あまり過剰に温めすぎず、なおかつあまり冷やしすぎずというバランスがとても大事なのです。

では、もう一つの放射線についてはどうでしょうか？

「放射線を浴びる」というとあまりいいイメージを浮かべる人はいないかもしれませんが、放射線そのものは自然界に存在するもので、電磁波と同様、誰もが日常的に浴びているものです。

もちろん、あまり多く浴びすぎれば体に障害が現れます。私がガンの放射線治療をすすめないのは、使用されている放射線量が多すぎるために細胞が変成し、周囲の細胞にまで悪影響を与えてしまうからです。

具体的には、放射線の作用で細胞膜が破けてしまい、内部の酸化物が飛び散って、正常な細胞にまでダメージが及ぶ。その害は抗ガン剤によるものより大きく、回復までに時間がかかります。

しかし、自然界に存在する放射能はもっとずっと微量で、これからお話しするように、体にほどよい刺激を与えることがわかっています。意外に思われるかもしれませんが、こうした微量放射線は野菜や果物に多く含まれているのです。

「野菜にあってサプリメントにないもの」

野菜や果物に含まれる微量放射線は、カリウム40と呼ばれています。カリウム40は、地球が生まれたときから存在しているミネラルの一つで、通常のカリウムに比べて中性子が一個多いため、たえず微量の放射線を出しながら陽子一個の状態になって安定しようとします。

といっても、その量はカリウム全体の〇・〇一二パーセントしかなく、半減期はなんと一二・六億年、飛距離に至っては一ミクロンに満たないので、野菜や果物を手に取っても被曝するわけではありません。

ただ、野菜や果物と一緒に体内に取り入れ、細胞まで運ばれると、このくらいの飛距離が「ちょうどいい長さ」になります。カリウム40の微量放射線が細胞内でミトコンドリアに当たることで、栄養素から水素が引き離されるからです。

これまで解説してきたように、食べ物に含まれる栄養素は、細胞内に運ばれるといくつかの工程でさらに分解され、最後にはミトコンドリア内の電子伝達系で水素が取り出されます。カリウム40は、先ほどの太陽エネルギーと同様、栄養素から水素を引き離す過程で欠かせない物質なのです。

つまり、**野菜や果物を摂る必要があるのは、糖質やビタミン、ミネラルなどの栄養素ばかりでなく、カリウム40＝微量放射線を補給するという目的があるということです。**

前章で、細胞は内側にカリウム、外側にナトリウムが多い状態でミネラルバランスをとっているとお話ししましたが、細胞がなぜカリウムを欲しているのか、これまでその理由がハッキリわかってはいませんでした。

しかし、こうしたカリウムの性質をふまえれば、ミトコンドリアに放射線を取り込む必要があったからだとわかります。

みずみずしい野菜や果物を口にすると生き返ったような心地がしますが、これはカリウム40を補給することでミトコンドリアのエネルギー製造がしやすくなり、疲れがはね返されるからだといえます。

わかりやすくいえば、動物は植物を食べることでカリウムをとっているのです。一方、植物は土壌からカリウムを吸収することで生長する。肥料の三要素が「窒素・リン酸・カリ（カリウム）」であるのもそのためです。

ちなみにカリウム40は、放射線を出して崩壊してしまうとカルシウムに変化します。元素周期表ではカリウムの一つ隣がカルシウムです。

ということは、放射線を出すカリウム40からもカルシウムは作られるため、野菜をしっかり食べてさえいればカルシウムも補給できることになります。これがわかれば、わざわざ牛乳を飲むなどして、無理にカルシウム補給をする必要がないこともわかるでしょう。

野菜や果物に含まれるビタミンやミネラルもミトコンドリアに必要な栄養素ですが、それがすべてではない。放射線や電磁波のような目には見えないエネルギーも加味されることで、ミトコンドリアのエネルギー工場は活性化されるのです。

サプリメントでミネラルやビタミンを摂るだけでは、放射線までは補えません。畑で穫れた新鮮な野菜や果物をしっかり摂ることがミトコンドリアを元気にし、体の健康維持につながるのです。

「超少食でも元気な人がいるわけ」

じつは放射線や電磁波のほかにもまだ抜け落ちていたものがあります。本書の読者ならお気づきかもしれませんが、それが酸素です。

呼吸によって得られた酸素は、肺の気管支から血液に取り込まれ、食べ物の栄養素と同様、細胞まで運ばれます。

ミトコンドリアの祖先が酸素をエネルギーに変える好気性細菌であったとお話ししたように、ミトコンドリアは有酸素運動のなかで活性化される性質があります。つまり、酸素が不足すると、エネルギー産生に支障を来《きた》し、生命活動は停滞します。

エネルギー製造のメカニズムとの関連でいえば、ミトコンドリア内で取り出された水素を水にするために酸素が用いられます。活動エネルギーはこの過程で生じるわけです。

放射線、電磁波、酸素……こうした要素を挙げただけでも、従来の栄養学から大事なものが抜け落ちていることがわかるでしょう。言い換えれば、従来の常識だけでは通じない世界があるということです。

たとえば、通常、成人の一日の基礎代謝には、一二〇〇～一五〇〇キロカロリーが必要とされています。運動をしたらもっと必要でしょう。ところがこの世の中には、これ以下のカロリー摂取でも毎日元気に生きていられる仙人のような人も少なからずいます。

たとえば、大阪の森美智代《もりみちよ》さんという女性は、驚かれるかもしれませんが、一日に青汁一杯（八〇キロカロリー）だけでもう一五年も元気に暮らしています。

八〇キロカロリーといえば、コップ一杯の豆乳と変わりません。普通の人ならば、数日ももたないでしょう。栄養学的に見ても無茶苦茶な話で、誰もが「考えられない」「あり得ない」といいます。

食事が栄養のすべてではない

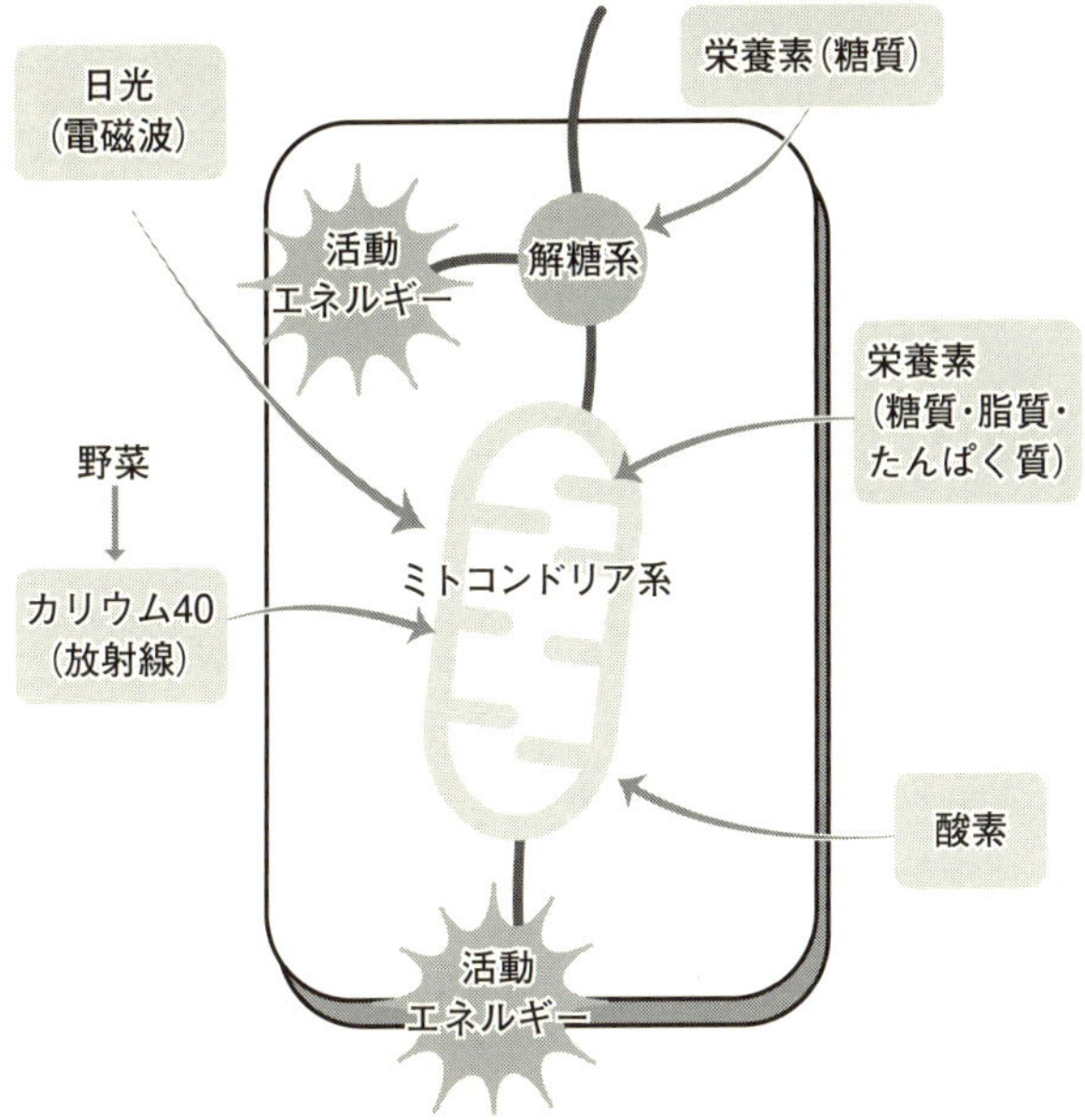

従来の栄養学では、食品に含まれる栄養素（糖質・脂質・たんぱく質・ビタミン・ミネラルなど）ばかりが重視されてきましたが、細胞内で活動エネルギーを生み出すには、このほかにも酸素や日光（電磁波）、野菜などに含まれるカリウム40（微量放射線）などが必要になります。栄養補給の意味をもっと立体的にとらえなければ、少食＝栄養不足でも元気な人がいる理由は解き明かせません。

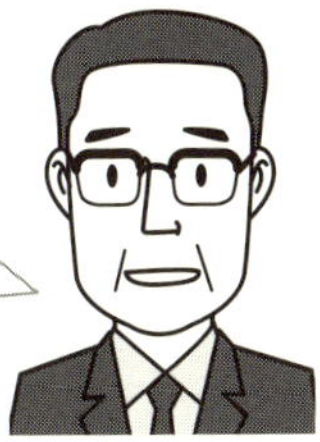

しかし、現実にはとても元気で、鍼灸院《しんきゅういん》の仕事もしっかりこなされているわけです。しかも、信じられないくらいの少食なのに、ガリガリにやせているわけではなく、むしろふっくらしているくらいなのです。

また、私と一緒に『ほとんど食べずに生きる人』という著書を出した柴田年彦《しばたとしひこ》さんは、そのタイトルにあるように、玄米菜食を基本にした一日五〇〇キロカロリー程度の食事を一年間続けることで体質改善し、心身ともに充実した毎日を送られています。

彼もこの超低カロリー食を実践する前、「そんな食事を続けたら最後はガリガリにやせて死んでしまう」と栄養の専門家に警告されたそうですが、実践中に健康診断を受けても異常なデータが一切出なかったそうです。本人の思い込みなどではなく、医学的に見てもまったくの健康体なのです。

このお二人は極端な例かもしれませんが、栄養学的には無謀ともいえる少食で元気に暮らしている人はいくらでもいるでしょう。

その理由についてはのちほど詳しく考察しますが、簡単にいえば、「食べることがすべてではない」ということです。**きちんと条件を整えれば、人は「ほとんど食べない」状態にも適応できる。むしろ、人類は飢餓《きが》の状態でいることが長かったので、少食のほうが人間の生理には適しているといえるのです。**

食べ物の栄養素にしか着目しない栄養学では、元気に生きるための本当のポイントが見えにくくなることがわかるでしょう。

「超少食の人の腸内を調べると」

たとえば、先ほどの森さんの場合、彼女の常識破りの少食に興味を持った専門家が様々な調査をしています。

代表的なところでは腸内細菌の状態についての調査がありますが、森さんの便を調べると、植物のセルロース（繊維）を分解する菌が通常の倍以上も棲息《せいそく》していることが確認できたそうです。

食べ物に含まれる繊維質は腸で消化できないため、普通は便と一緒に排泄《はいせつ》されてしまいます。しかし森さんの腸では、その排泄されるはずの繊維が腸内細菌によって分解され、アミノ酸が作られているわけです。

アミノ酸は細胞に運ばれるとたんぱく質に合成されますから、それが栄養分となり、青汁だけでも生きていける。こうして、たんぱく質の含まれていない野菜を食べるだけでも筋肉が作られるわけです。

不思議な話に思えるかもしれませんが、牛や馬のような草食動物があれだけ立派な体格を維持できているのも、枯れ草と一緒にバクテリアを食べ、腸内で増やしているからだと考えられます。

森さんの腸は、要は草食動物と同じなのです。

また、この森さんに関しては、私の専門である免疫の分野でも非常に興味深い調査結果が出ています。インターフェロンαという免疫物質の血中濃度を調べたところ、通常の四倍以上の数値が確認されたのです。

インターフェロンαにはガン細胞の分裂を抑制する働きが知られることから、彼女の免疫力がとても高いことが推察されます。

これに関連した話をすると、第四章でもお話ししたように、免疫細胞の一つであるマクロファージは、病原菌やウイルスを食べるだけでなく、栄養処理も担当しています。

つまり、食べすぎると栄養処理でマクロファージはパンパンに膨れてしまい、防衛力が大幅に低下する。栄養をたっぷりとったほうが元気になりそうなイメージがありますが、じつは少食のほうが免疫力は高まり、病気になりにくい体質になれるのです。

そもそも、栄養学の計算ではカロリーを問題にしていますが、これは食べ物の燃焼エネルギーを数値化したものです。

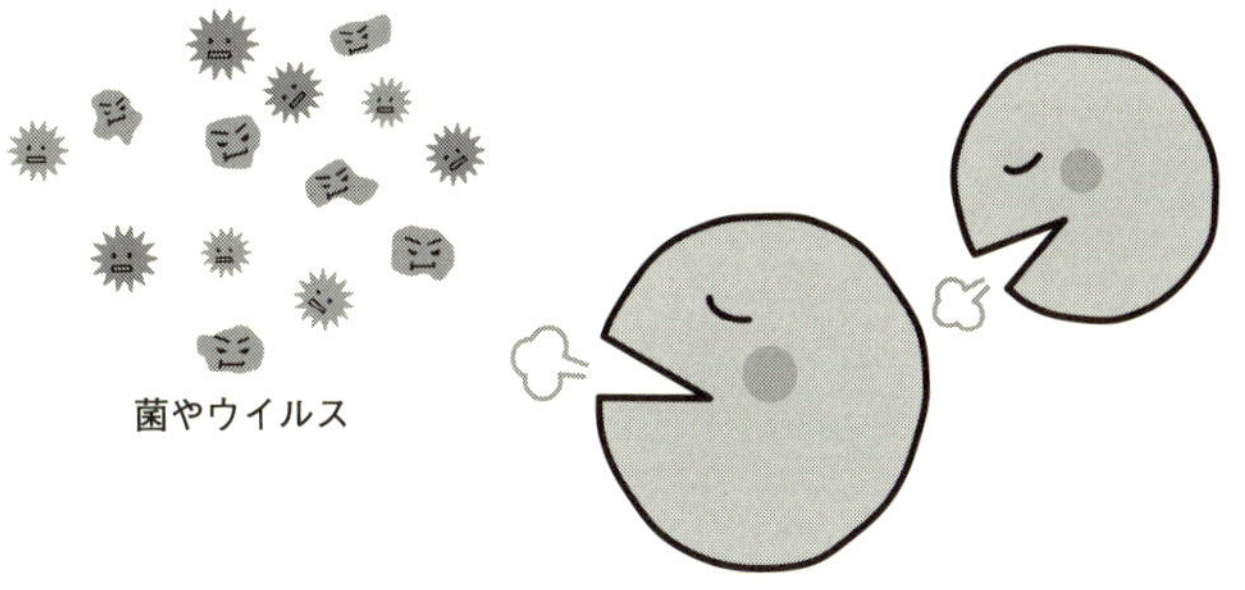

食べすぎは免疫力を低下させる

糖質やたんぱく質は一グラムあたり四キロカロリー、脂質は九キロカロリーという具合に考えて、一日に必要なカロリー量を計算していきますが、体内では食べ物を燃やしたものをエネルギーとして使っているわけではありません。

主なエネルギー源になるのは糖質ですが、糖質は解糖系で分解されるとピルビン酸と乳酸になります。この際に生み出される活動エネルギーはわずかなので、ピルビン酸はミトコンドリアに運ばれ、電磁波や放射線のエネルギーも加味されながら、最終的に大量の活動エネルギーが作られます。

この章でも解説したように、エネルギーが作られる最終段階は「水素＋酸素→水」という工程です。

食べ物以外の要素がいくつも加わり、最後は燃焼とはまったく別の形で活動エネルギーが得られている。カロリー計算で成り立っている栄養学との間に食い違いが生じてくるのは当然でしょう。

インドに実在するように、**水だけで生きる人がいても、それは決して奇跡でも不思議でもなく、その人は食べ物以外のもので十分なエネルギー源が得られているのです。**それは生理学的にある程度の説明がつきます。

ラジウム温泉が体にいい理由

いまの栄養学の問題点について指摘してきましたが、放射線に関しては、野菜や果物以外にも効率のいい摂取法があります。

それは、土壌や岩石に含まれるラジウムの活用です。

地球の内部には、このラジウムや先ほどのカリウム40など、一〇〇種類以上の放射性物質が存在しているといわれ、火山地形の多い日本の場合、ラジウムは温泉に多く含まれることがわかっています。

もう少し詳しく解説すると、ラジウムは放射性物質であるウランやトリウムが変化したもので、不安定な物質であるため、放射線を出しながらラドンやトロンという気体に変化し、崩壊していきます。

ラジウム温泉は、源泉が地中にあるウランやトリウムの鉱石の近くを通って湧出《ゆうしゅつ》しているため、このお湯に浸かって、その蒸気を吸い込むだけで、微量放射線を全身に浴びることができるのです。

温泉が体によいことは、全身の血流をよくしてリラックス効果を高めるといった点はもちろん、ミトコンドリアが温かい環境を好む器官であるという点からも証明ができます。

ラジウム温泉の場合、こうした温熱効果に加え、放射線の作用でミトコンドリアの活性化がさらにうながされるのです。

微量放射線が人体にプラスの効果をもたらすという点に関しては、一九七〇～八〇年代にかけて、アメリカの生化学者トーマス・ラッキーが研究したことで注目されるようになりました。

彼は、微量放射線の持っている健康作用を、「ホルモンと同じように働く放射線」という意味でホルミシスと名づけ、放射線は少量でも有害であるという従来の常識に疑問を投げかけました。

当時は放射線に対するマイナスイメージがいま以上に強かったため、ほとんど注目されませんでしたが、その後も研究は進められ、近年ではその効果が徐々に裏付けられるようになってきました。

私自身、マウスを使ってホルミシスの研究を行っていますが、致死量の四五分の一という微量の放射線をマウスに一定期間にわたり照射すると、じわじわと免疫力が高まるのが確認できました。

実際、秋田県の玉川《たまがわ》温泉や鳥取県の三朝《みささ》温泉などのラジウム温泉で湯治《とうじ》をすることで、ガンを治癒させた方が数多くおられます。

こうしたラジウム温泉がガンの治癒に役立つのは、先ほどお話しした温泉の温熱作用と放射線のホルミシス効果が相まって、ミトコンドリアが活性化されることが関係しているでしょう。ミトコンドリアが元気になれば、解糖系エネルギーで分裂するガン細胞はおとなしくなり、自然退縮していくからです。

三朝温泉で行われた調査では、この地域の住人のガン死亡率が、全国平均の半分程度であることが確認されています。

何十年も働きづめで、低酸素・低体温の世界に入り込んでしまっていた人が、ガンにかかったのを機に体を休め、ゆっくり湯治をしながらこれまでの生き方を見直すというのは、とてもすばらしいことです。

本書で解説してきたように、**ガンが生存しにくい条件を整えてさえあげれば、ガンは勝手に治っていくのです。**

「仙人は低体温だったのか」

ここで再び栄養学の話に戻ることにしましょう。少食の人が元気であるということのメカニズムを考察してきましたが、こうした「食べない生き方」を真似しなければ健康になれないというわけではありません。

なにしろ人類は、飢餓に苦しんだ時代が長かったため、ガツガツ貪《むさぼ》り食べる解糖系の世界をひきずって生きています。

効率の悪い解糖系エネルギーを活用するには、たえず栄養（主に糖質）を取り込む必要があるため、糖が不足してしまう時間が続くとすぐに空腹になり、猛烈な飢餓感に襲われます。そのため食を減らしたり、断ったりすることには、誰もが少なからず心理的な抵抗をおぼえるものなのです。

こうした欲求を無視して少食・絶食の世界に入っていくと、低血糖に陥り、かえって健康を害してしまうことにもなりかねません。

とはいえ、日頃から食べすぎの人や生活習慣病に悩まされている人などは、ここまでお伝えした体の仕組みをよく理解し、少しずつ少食の世界、腹八分目の世界に入っていったほうがいいでしょう。

ガツガツと食べる解糖系の世界からの離脱には、ある程度の慣れが必要です。先ほどの森さんにしても、様々な方法を試しながら、青汁一杯の生活に完全に順応するまでに数年はかかっています。

少食や断食を実践するというのなら、解糖系エネルギーの抵抗があることを頭に入れながら、無理のない範囲で慣れるためのトレーニングをしていくことです。

そもそも、ガンなどの大きな病気にかかっていないかぎり、無理して少食にする必要もありません。とくに若い頃は、体が解糖系優位の状態で機能していますから、食べたいものをしっかり食べて、瞬発力を使ってエネルギッシュに動き回ったほうが、自然の摂理に合っていることになります。

第四章でお話ししたように、人間の体は年齢を重ねながら徐々にミトコンドリア系の持久力の世界にシフトしていきます。年をとればいやでもミトコンドリア系が優位になり、食は自然と細くなるものなのです。

それが仙人の世界です。少食でも元気に生きられる人は、トレーニングによって、この仙人の世界に一足先にたどり着いたと考えればいいでしょう。

一般的に健康な人は基礎体温が高く（三六・五度前後）、筋肉もありますが、こうした少食の世界の人は低体温で（三六度前後）、筋肉もあまりありません。エネルギー効率のいいミトコンドリア系の世界にうまく入り込むことで、飢餓にも対応できる省エネの生き方を例外的に手に入れたわけです。

「糖質を制限するとエネルギーはどうなる」

少食や断食という生き方は、解糖系からミトコンドリア系へのシフトと考えれば、一つの自然な生き方であることが見えてきたでしょう。じつはこうした少食以外にも、ミトコンドリア系へとシフトする方法はあります。

それがいま、医療現場で注目されつつある糖質制限の世界です。

糖質制限とは、その言葉通り、糖質（ごはん、パン、麺《めん》類などの主食や、砂糖類、イモ類など）の摂取を制限することを指し、現在では糖尿病の治療などに用いられるケースが増えています。解糖系は糖質をエネルギー源にしていますから、糖質の補給を遮断すれば自然と縮小します。

断食が食事そのものを断つことで解糖系を縮小させるのに対し、糖質制限では主要なエネルギー源である糖質のみを対象にして、これを断つことでミトコンドリア系の活性をはかろうとするわけです。

一見するととてもシンプルな方法に思えますが、栄養学の知識のある読者のなかには、「糖質を制限してしまったら十分な活動エネルギーが作り出せないのではないか？」と疑問をおぼえる人もいるでしょう。

実際、ミトコンドリア系は解糖系で分解された栄養素を原料にしていますから、糖質を制限すれば、ミトコンドリアでのエネルギー産生に支障が出ると考えるのが普通です。とくに脳は、糖質（ブドウ糖）しかエネルギー源にできないといわれてきたくらいで、糖質の不足は集中力の低下をもたらします。

そのため断食の世界でも、通常の食事では糖質を完全に遮断せずに、極端な低血糖に陥るのを避けてきたわけです。

こうした体のメカニズムに対する理解は間違いではありませんが、近年、糖質制限をしても体は別の対応をすることが新たにわかってきました。

私たちの体は、糖質・たんぱく質・脂質という三大栄養素によって維持されています。このうちすぐにエネルギーになるのは糖質ですが、糖質が不足するとたんぱく質が、次いで脂質が使用されるのです。

もう少し具体的にいえば、たんぱく質はアミノ酸に、脂質は脂肪酸になって細胞に取り込まれますが、どちらもミトコンドリアで分解され、エネルギー源に変わります。解糖系を通らないため瞬発力にはつながりませんが、圧倒的に多いミトコンドリアのエネルギー産生には支障を来《きた》さないのです。

こうしたエネルギー源として、いまとくに注目されるのが脂質でしょう。

食べ物に含まれる脂質は脂肪酸に分解されたあと、肝臓でケトン体という物質に変わります。このケトン体が全身の細胞に運ばれていき、ミトコンドリアに取り込まれて、活動エネルギーになるのです。

この**脂肪から作られるケトン体は、当然、脳でもエネルギーに変えられます。脳に糖質が必要という常識も、じつは絶対的なものとはいえないのです。**

「糖質制限すると体温がアップするわけ」

これまでケトン体は、膵臓でインスリンが分泌《ぶんぴつ》できず、糖を利用できないような重篤《じゅうとく》な糖尿病患者に増加することで知られてきました。

これはケトン症（ケトーシス）といって、従来の糖尿病治療では危険視されてきた症状でしたが、糖質制限に適応できた人はこうした高ケトン状態でも健康上の問題がなく、むしろ常人以上に元気でいられるのです。

しかも、糖をとらないため、血糖などが正常値で安定するようになり、危険といわれた高ケトン状態でありながら、従来の治療では欠かせなかった薬（血糖降下剤）やインスリン注射などからも脱却できます。

なにやら不思議に思われるかもしれませんが、糖質制限することで血糖値が上がる直接の原因を取り除き、疲弊《ひへい》した膵臓を休ませることができるわけですから、症状が治癒に向かうことはある意味で当然のことです。

逆にいえば、糖質制限という概念がない従来の糖尿病治療では、カロリー制限はしていても糖は摂取していますから、解糖系の世界から抜け出すことができません。そのためなかなか症状が改善されず、かえって症状が悪化してしまうことも出てくるのです。

こうした糖質制限による糖尿病治療は、日本では、愛媛県で開業している医師の釜池豊秋《かまいけとよあき》氏らを中心に徐々に広がりを見せています。

初めて知る人は驚かれるかもしれませんが、糖質を多く含んだ食材をカットすることを徹底して指導するため、彼らのすすめる糖尿病治療食には、ごはんやパンなどの主食がありません。

砂糖を使った菓子類、ケーキなども、もちろん制限の対象です。

その分、たんぱく源である肉類の摂取が大幅に増えますが、野菜をたっぷりとることもすすめるため、肉だけでは不足する食物繊維も補われ、腸内の腐敗は最小限に抑えられるようです。

従来の糖尿病の治療食と比べればとても合理的で、それゆえ治療効果が高いこともうなずけますが、本書の読者ならば、こうした糖質制限の本質はもう少し別のところにあることを感じられたかもしれません。

まず、私たちの健康を考えるうえで、「食事よりもストレスの問題が上位にある」という事実を思い出してください。

根本的には、糖尿病もストレスに起因する病気なのです。いいえ、ストレスに適応するために高血糖が持続する状態が、糖尿病の実態といったほうがいいかもしれません。

糖質制限をすると解糖系が縮小され、ミトコンドリアを中心に生きられるようになりますから、症状が改善されていく過程で低酸素・低体温の状態から脱却でき、体温も上昇する。その結果、気持ちがゆったりと安定するため、ストレスを生み出すような猛烈なライフスタイルから自然と抜け出せるのです。

私からいわせてもらえれば、食事によって高血糖が改善されるというのは表面的なとらえ方であり、絶対のものではありません。このやり方が生き方にフィットし、ストレスケアができた人が、結果として高血糖への適応から抜け出ていると考えるべきなのです。自らの生き方との相性をしっかり見極める必要があるでしょう。

「無理に少食になるべきか」

断食や少食を実践している人にもいえることですが、こうしたストレスとの関係を理解しないと、食事にばかり関心がいく状態が続いてしまいます。

それは「あれを食べていい」「これは食べてはいけない」と自分の欲求を制限することであり、ストレスの生じることですから、いくらいい方法であったとしても、フィットできない人が出てきます。

逆にいえば、食事療法に成功する人というのは、何らかの拍子にその方法に引き込まれ、適応できた人たち。偶然的な要素に頼ってしまっている分、挫折者も多く、なかなかたくさんの人に広められない面があるかもしれません。

そもそも、本書で再三繰り返してきたように、私たちは解糖系とミトコンドリア系という二つのエネルギー工場を使いこなすことで生きているわけです。瞬発力と持続力は、生きるためにどちらも必要なもの。

解糖系に偏りすぎてしまうことで病気にかかってしまった人は、健康を取り戻すためにその働きを弱める必要がありますから、その手段として何らかの食事制限を行うことも意味があるでしょう。しかし、二十〜五十代という脂の乗り切った調和の時代に、片方のエネルギー工場を無理に閉じてしまうことは必ずしも自然ではありません。

個人の生き方の問題ですから、ミトコンドリア系の仙人の生き方を先取りすることも悪いことではありませんが、それがノーマルなことだととらえてしまうと、生き方に偏りが出てしまいます。

繰り返しますが、大事なのはストレスに対する対処法なのです。その大きな枠組みのなかに、食事の問題も含まれています。

高血糖、高血圧になるということは、食事の内容の誤りであるという以前に、生き方の偏りを知らせる体の正常な反応なのだと理解したほうがいいでしょう。

食事を変えれば症状が改善されると思って一つの方法を一生懸命実践している人は、もしかしたら、いちばん肝心な自分自身の生き方の問題を置き去りにしているかもしれません。食事療法で成功した人たちは、病気や体調不良に悩まされている人に善意の気持ちで「食べ方を変えなさい」と助言するかもしれませんが、そこに本質はないため、うまくいかないケースも出てくるわけです。

うまくいっている人は構いませんが、なかなか体調がよくならない、症状が改善されないという人は、根本にあるストレスの問題の重要性に気づいてください。

つらいことを我慢していた自分に気づけばスッと心が楽になり、生き方の見直しに目が向くようになります。これがうまくいけば、それほど厳しく食事制限をしなくても、高血糖などの症状は改善でき、もっと元気になれるはずです。

「糖尿病は生き方から」

糖質制限の話が出てきたので、糖尿病が発症するメカニズムについても最後に検討しておくことにしましょう。

一般的に糖尿病は、血糖値を下げるインスリンが出なくなることで悪化すると考えられています。そのため血糖降下剤を処方して低下したインスリンの働きを補い、血糖値をコントロールしようとするわけですが、実際にはインスリンの分泌が低下するということはありません。

糖をたくさん処理しなければならないため、健康な人よりもむしろたくさんのインスリンが出ているものなのです。

現代医学では、インスリンが出ているのに高血糖が改善されない現象を「インスリンが効きにくくなっているからだ」と考え、「インスリン抵抗性」と呼んでいますが、まずこの矛《む》盾《じゅん》に気づかなければなりません。

こうしたややこしい用語を生み出して、何となくつじつまを合わせているのは、糖尿病の本質が見えていないからです。

先ほど触れたように、糖尿病はストレスの病気です。ストレスは、低酸素・低体温状態を引き起こすわけですから、糖尿病の原因もここから探っていかなければ、本質は見えてきません。

じつは、インスリンは出ているのに高血糖が改善されないということは、血中の糖が十分に利用できない状態にあるということなのです。

この糖の利用率の低下は、言い換えるなら、細胞内のエネルギー産生がうまくいっていないことを意味します。もっといえば、ミトコンドリアが十分に働かないために摂取した糖があまってしまうのです。

では、ミトコンドリアの機能低下の原因はどこにあるのでしょう？　解糖系の使いすぎという言い方も成り立ちますが、それは生理的に見た場合、体内が低酸素・低体温に適応した状態です。

要するに、**低酸素・低体温の持続が血中の糖の利用率の低下につながるのです。**

とくに問題となるのは、低体温でしょう。その証拠に、糖尿病の患者さんの体温を測ると例外なく低体温です。その結果、エネルギー不足で足がむくんだり、腎臓《じんぞう》が弱っていたりすることが多いのです。

そのように考えれば、糖尿病の本当の解決法も見えてくるでしょう。

入浴などで体をしっかり温め、働きすぎの生活を改める、これが基本中の基本です。食事との関連でいえば、働きすぎでストレス過多の状態は過食に陥りやすく、糖質の摂取量も過剰になります。というのも、糖の利用率が落ちてエネルギー不足となるため、たくさん食べて体を元気にしようとするからです。

——その結果、解糖系が優位になってしまいます。

食事療法でこれを制限することは一つの対処法になりますが、根本はその人が抱えているストレスの問題にある。これは糖尿病に限らず、ガンやほかの生活習慣病にも通じる話だと思ってください。

栄養学から抜け落ちてしまったものを探っていくと、最後にストレスの問題、生き方の問題が浮かび上がってきます。

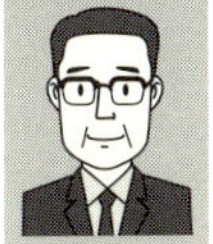

安保研究室から　8

栄養学は役に立たない？

私たちが毎日食事を摂っているのは、細胞に栄養を送ってミトコンドリアでエネルギーを生み出すためですが、エネルギーの原料は食べ物だけではありません。

本章でお伝えしたように、酸素や日光、野菜に含まれる微量放射線なども、すべてミトコンドリアにとっては大事な「栄養素」なのです。

残念ながら、栄養学の教科書を開いても、こうした食べ物以外の栄養素についての記述はありません。そのため、多くの人は「栄養バランスのとれた食事」を摂ることが大事だと考え、疑わなくなってしまいました。

しかし、それだけでは、健康な生活を送るために大事なポイントが、いくつも欠落していたわけです。

生命の法則に基づいた新しい医療とともに、本当に役にたつ「新しい栄養学」を確立させることも、二一世紀の大きなテーマといえるのです。

第九章

ガンにならない八つのルール

「生き方の改善が最大の処方箋」

本書で私がお伝えしてきたのは、「人はなぜ病気になるのか?」という、これまで多くの人が悩み、問いかけてきたことの「最終回答」にあたるものだったと思います。人間の心と体、それぞれの法則に照らし合わせたものですから、おそらくこれ以上に明確な答えはないでしょう。

最後に、日本人の死因の一位を占めるガンを避けるためには、日常生活で何に留意すべきか考察していきます。

人はなぜガンになるのか? その問いかけへの答えは、必ず自分の生き方を問い直すことにつながってきます。皆さんの多くが日常的に行っている「病院に行って治療をしてもらう」という行為は、こうした視点からすればピント外れであり、とても表面的なことです。治療のすべてが不要なわけではありませんが、現代のようにただ病気を悪者扱いし、いかに取り除くかということばかり考えているかぎり、その根源にある生き方の問題には、なかなかたどり着けません。

じつは、そうやって生き方に目を向けてこなかったことがガンを引き起こす最大の要因であったともいえるのです。

西洋医学の分野でも、東洋医学や代替医療の分野でも、これまで様々なガンの治療法が考えられてきましたが、**大事なのは「ガンを取り除く方法」ではありません。それよりも、まずは「ガンになる仕組み」をしっかり理解し、その生き方を改める——シンプルですが、それが最大の処方箋《しょほうせん》であるということです。**

どんな治療をするべきか？　食事や運動はどんな内容がいいのか？　これらは、こうした根本の理解があって初めて意味を持つものです。手段ばかりに目を奪われていたら、私がこの本で繰り返しお伝えしてきた「ガンはありふれた病気である」という本質が見えなくなってしまいます。それでは治るものも治らないでしょう。

ガンは低酸素・低体温状態に対する体の適応現象にほかなりません。それは、私たちの体に備わった、すばらしい知恵といっていいものです。

体が知恵を発揮し、そうした状況に適応しようと頑張っているのに、それを理解しようとしないのはおかしくありませんか？

もちろんこれは、すべての病気に当てはまることです。健康診断の数値に一喜一憂する前に、高血糖や高血圧も体の適応現象であることがわかれば、対処の仕方も大きく変わってくるはずです。

大事なのは何を優先するか

以上の点は本書で解説してきたとおりですが、お気づきのように、従来の医学の常識とイコールではありません。病気は怖いものだとずっと脅されてきた人は、私の主張にびっくりして、少々混乱しているかもしれません。

もちろん、もう少し具体的な対策が知りたいという人もいるでしょう。

そこで本書の最後に、これまでの章の総まとめも兼ね、次の「ガンにならない八つのルール」を公開したいと思います。

ここに挙げたルールを参考にしながら、生き方の偏りに気づいたら、少しずつでも改善するように心がけてください。日常のなかでどう対処していいかわからないようなことが出てきたら、このルールを頭に入れながら本書を読み返すといいでしょう。きっとヒントになる箇所に出会えるはずです。

それでは以下、「ガンにならない八つのルール」を書きます。

①心の不安やストレスに目を向ける

②頑張りすぎの生き方を変える
③息抜き・リラックスの方法を見つける
④体を冷やさない工夫をする
⑤暴飲暴食はやめて体にやさしい食事をする
⑥有酸素運動を生活に取り入れる
⑦笑いや感謝の気持ちを大事にする
⑧生きがい・一生の楽しみ・目標を見つける

この種のルールや法則については、これまでの著書でも様々な形でお伝えしてきましたが、ここで意識してほしいのは優先順位です。八つのルールのすべてを守ることよりも、①から②、③、④……と順位の高い順に取り入れることを意識してください。

特に①〜③は、本書のテーマである「ガンの原因となる低酸素・低体温の世界からの脱却」をはかるうえで根幹をなす約束事です。

薬を使わない代替医療や食事療法に取り組んでいる人は、④〜⑥についてはよく守れている人が多いのですが、生まじめさゆえにこの①〜③のルールの大切さを忘れてしまっている人が多く見受けられます。

体を冷やさない、あるいは食事を改善する、適度な運動をするなど、目に見えてわかる項目をまじめに守っていても、目に見えない生き方の問題を置き去りにしてしまうと、知らないうちにストレスがたまり、低酸素・低体温の世界が持続してしまいます。皮肉なことに、それがガンの原因にもなるのです。

教えられたことをこんなにしっかり守ってきたのに、なぜ体調がよくならないのだろう？　なぜ症状が改善されないのだろう？　こうした思いがある人は、自分の実践していることにとらわれすぎず、むしろそのとらわれに気づくようにすることです。それがガンの世界からの脱却にもつながります。

ガンにならない方法を見つけ出すよりも、自分自身の生き方の癖《くせ》や傾向に気づくほうがずっと大事なこと。それができると、食事や運動も、自分に本当に合ったものが見つけられるようになるでしょう。

最後の⑦と⑧に関しては、①〜⑥までの上位のルールが守れて、心にも体にも余裕が出てきてから意識するようにしても構わないと思います。こうした大きなテーマを最初から守ろうとしても肩に力が入り、ストレスがたまるばかりでうまくいきません。あまり力まず、ゆっくりとした気持ちで取り組むことです。

では、一つ一つのルールについて簡単に解説していきましょう。

①心の不安やストレスに目を向ける

私たちは日常の忙しさに追われるあまり、心の不安やストレスに目を向けるのがおろそかになりがちです。しかし、あまりおろそかにしていると、これらは体に現れてきます。

いちばんわかりやすいのは顔色でしょう。

自律神経のバランスが崩れて、頭痛や肩こり、腰痛、胃痛、便秘《べんぴ》、不眠、生理痛などの症状が現れることがあるかもしれません。

肌荒れや口内炎などもストレスの現れです。自分の心に目を向けるサインだと理解して、少し立ち止まってみましょう。

痛いところがあるからとその場所を治すことばかりでなく、そうした痛みを起こした原因に目を向けることが大事です。

その答えの多くは身近なところにあるはずです。いちばん気になっているのは、人間関係でしょうか？　やりたいことがやれていないからでしょうか？

人に相談するのも構いません。文字にするのもいいでしょう。すぐに解決できないことでも、そこに目を向けるだけでモヤモヤが晴れていきます。

肩の力を抜いて自分と対話する時間を作るように心がけましょう。

②頑張りすぎの生き方を変える

自分の不安やストレスに目が向けられるようになったら、少しずつ頑張りすぎの生き方を変えるようにしてください。

ガンになる人の多くは、まじめで責任感が強く、自分一人で仕事や家事を背負い込もうとする傾向があります。また、怒りや不満を持続させることが多く、いつも眉間《みけん》にしわを寄せているようなところがあるはずです。

そうした生き方は社会的には評価される面がありますが、頑張る方向だけに偏りすぎているると病気の原因になります。ついつい長時間労働をし、睡眠不足に陥ってしまっていませんか？　それは本当に仕方がないことなのか？　誰かに任せられることはないのか？　こうしたことを考えてみてください。

私たちの体は、解糖系とミトコンドリア系、交感神経と副交感神経、顆粒球とリンパ球……様々な働きが複雑にバランスをとりながら、日常の活動を絶妙なところで支えています。しかし、細胞がガン化してしまうような死に直結した危ういバランスで、生命を支えてもらう必要はありません。

上手に手を抜くこともときには大事です。いやむしろ、そうしたほうが、かえって仕事の能率も上がり、人生が楽しくなってくるはずです。

③息抜き・リラックスの方法を見つける

仕事や家事を頑張りすぎないようにするだけでなく、息抜きやリラックスの時間をしっかりと確保することも非常に大事です。
①と②のルールは、頭ではわかっていても、一〇〇パーセント実行するのは難しいでしょうから、頑張るときは精一杯頑張って、一段落したら思いっきり体を休める。何か楽しめる時間を見つけ、英気を養う。こうしたオンとオフの切り替えを心がけてください。
まじめ人間から脱却するためにも、オフの時間に気軽にできる趣味を探すなどして、仕事や家事以外に別の顔を持ちましょう。

仕事一辺倒の人は、家族との時間を大事にするだけでもずいぶん変わってきます。

以上の①～③が自然とできている人は、心身のバランスがとれ、基本的に健康な状態で暮らせているでしょう。

ただ、自分なりに心がけていても、日々の生活のなかでバランスが崩れる場面がしばしば訪れます。そうしたときに重要になってくるのが、体の健康です。ここで一般的にすすめられている健康法や食事、運動などが重要になります。

では、まず何から気をつけるといいでしょうか？

④体を冷やさない工夫をする

私がまずおすすめしたいのは、「体を冷やさない」ということです。「体を温める」「体温を上げる」という言い方もできますが、これが健康な体を維持するうえでいちばんの秘訣といえます。

目安となるのは、基礎体温です。三六・五度前後が健康のバロメーターになりますが、夜《よ》更《ふ》かしをしたり、二日酔いになったりすると、基礎体温が〇・三度ほど下がります。そうしたときは無理をせず、仕事を早く切り上げて、お風呂にゆっくりと入り、睡眠を長めにとって体温を戻すようにしてください。

特に女性はミトコンドリア系に依存していますから、体質的に冷えが苦手です。冷たいものを飲みすぎたり、薄着をしすぎたりしないこと。ときどき、サウナや温泉、岩盤浴などを利用するのもいいでしょう。

男性も冷えすぎはよくありません。運動などで解糖系エネルギーを適度に使って代謝を高め、筋力をアップさせることも大切です。筋肉量が多い人は代謝が活発なため、結果として体温も高くなるからです。

男女のあり方の違いを理解し、体を冷やさない工夫《くふう》をしてください。

⑤暴飲暴食はやめて体にやさしい食事をする

低酸素・低体温から抜け出すには、毎日の食事もとても重要です。

基本になるのは、細胞内のミトコンドリアを元気にするため、カリウム40が豊富に含まれた野菜を毎日しっかりとることでしょう。

ミネラルやビタミン、食物繊維などが豊富で、腸の働きも整えてくれる玄米や雑穀のごはんを主食にし、魚や豆類、海藻《かいそう》、キノコ類などを和食の調理法で、意識して摂るようにすることも大切です。

同じ野菜でも、生のサラダばかりでなく、体を温める効果がある根菜の煮物や香味野菜などを多めにとるように心がけてください。

これに対して、肉類や卵、牛乳などはときどき摂るだけで十分でしょう。暴飲暴食は解糖系を優位にする食べ方なので、ゆっくりと咀嚼《そしゃく》し、腹八分目までにとどめるのが基本です。

私が食生活のベースにしているのはこうした玄米菜食に近い内容ですが、もちろん、あまり神経質になりすぎるのは考えものです。

ミトコンドリア系ばかりを重視して、無理に仙人の世界に入る必要はありません。

適度にお酒を飲んだり、時にはハメを外して大食したりしてストレスを発散するのも、心身のバランスを整えるために必要なことです。

⑥有酸素運動を生活に取り入れる

食事に加えて、適度な運動をして血流を良くすることも、低酸素・低体温の世界から抜け出すために心がけたいことの一つです。

とはいえ、現代人は昔の人のように日常のなかで激しく体を動かすことがありません。運動不足を補うため、簡単にできる体操をいくつかおぼえて、仕事や家事の合間などに行うようにするといいでしょう。

私がよく行っているのは、次の四つです。

■腕振り体操（立った状態で両手を前後に振る）
■8の字体操（バンザイの状態で空中に8の字を描く）
■屈伸運動（ひざを上下にリズミカルに屈伸させる）
■ゆさぶり体操（ひざを屈伸させながら体を左右にゆさぶる）

こうした体操のほかに、私の家は海に近いので、夏は海水浴をしたり、朝早起きしてゴミ出しや草むしりをしたりしています。

ゆったりした運動は体中に酸素が行き渡るため、ミトコンドリアが元気になり、活力が湧いてきます。義務的に続けるだけではかえってストレスになるので、気楽にやれる範囲で行うことがコツといえます。

また、体のバランスをとるためには、持続力だけでなく瞬発力を養うことも大切です。私は空手の蹴りをやったり、バッティングセンターに行ったりして、解糖系も適度に鍛えるようにしています。

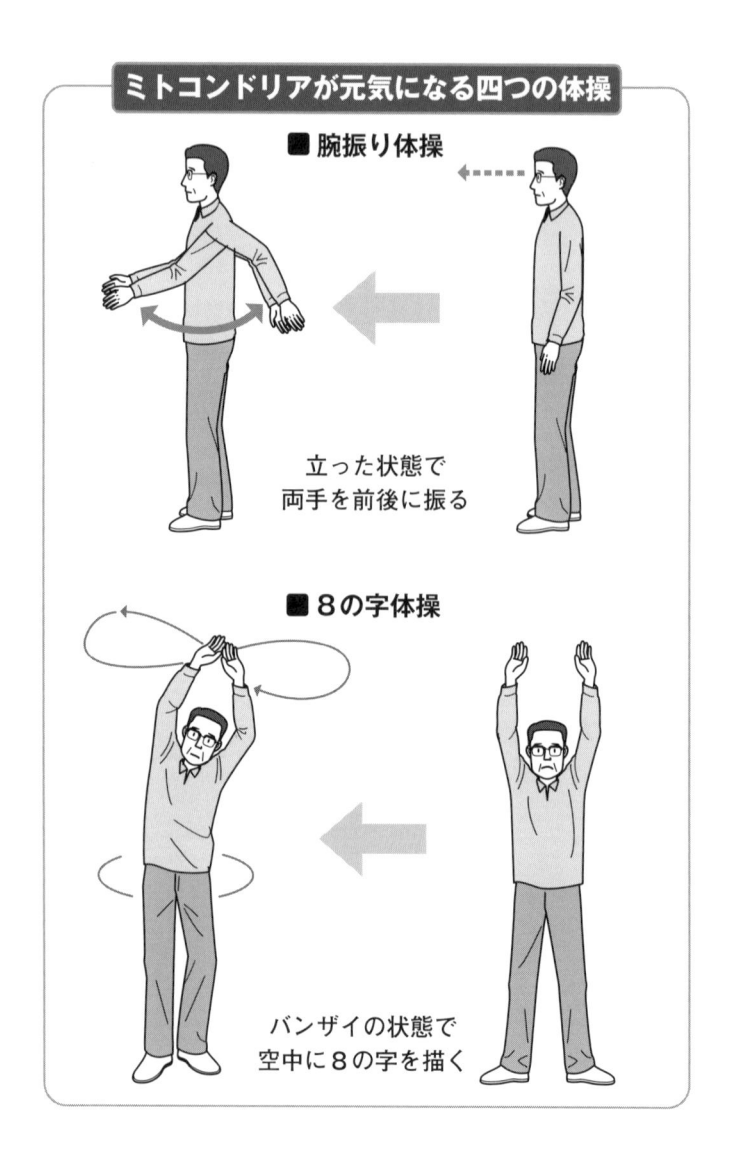

ミトコンドリアが元気になる四つの体操

■腕振り体操

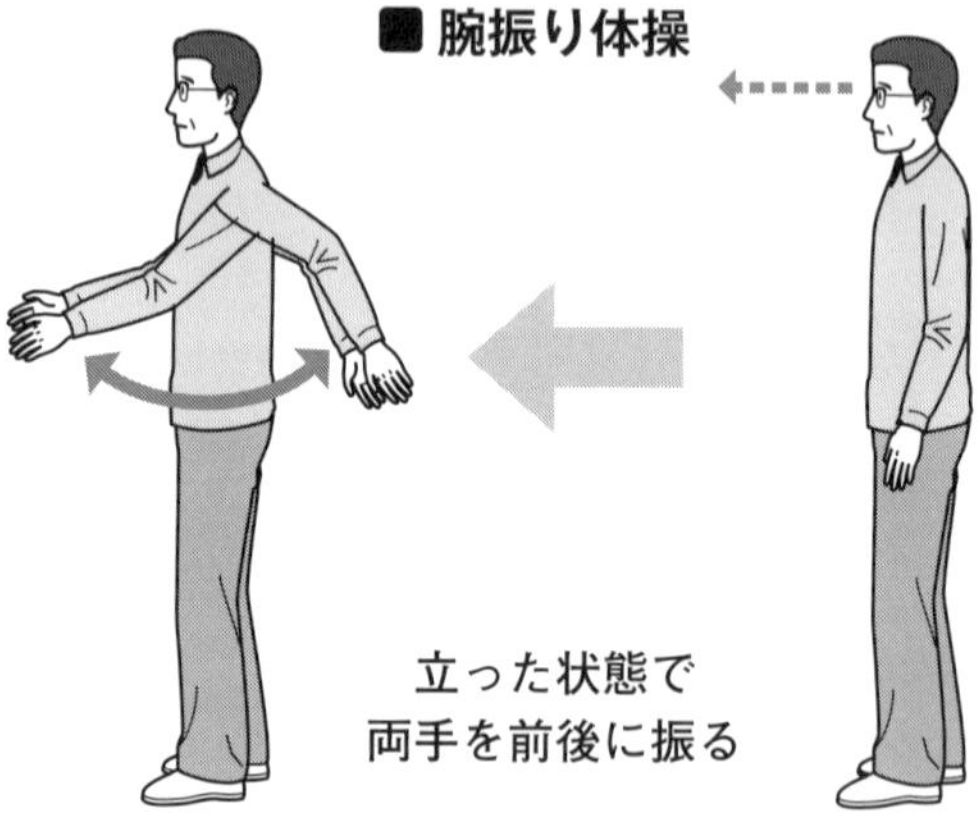

立った状態で
両手を前後に振る

■8の字体操

バンザイの状態で
空中に8の字を描く

ミトコンドリアが元気になる四つの体操

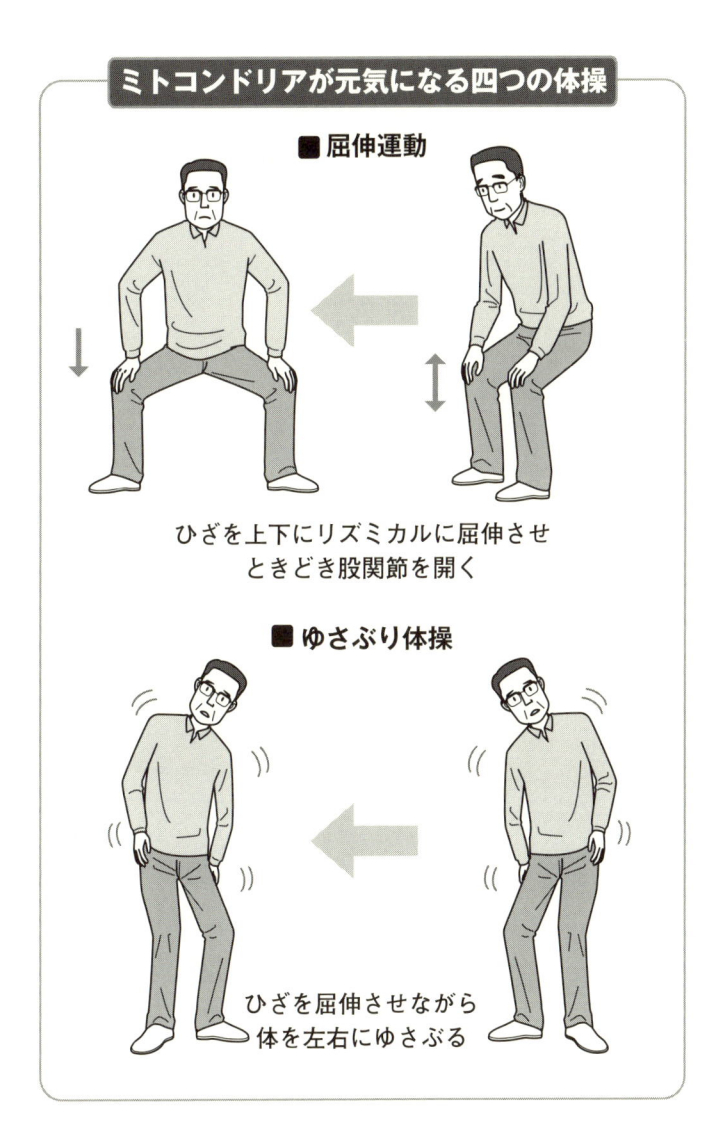

■屈伸運動

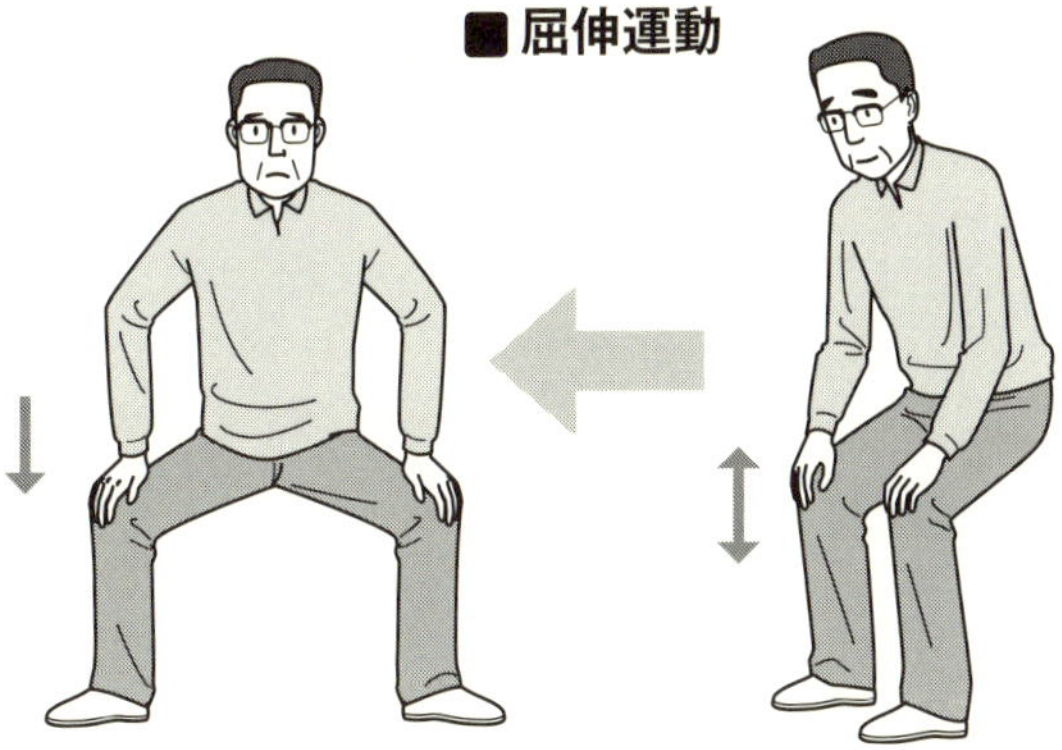

ひざを上下にリズミカルに屈伸させ
ときどき股関節を開く

■ゆさぶり体操

ひざを屈伸させながら
体を左右にゆさぶる

⑦「笑いや感謝の気持ちを大事にする」

ストレスケアのコツがつかめ、食事や運動で取り入れられるようになってきたら、笑顔や感謝の気持ちを大事にするといいでしょう。よく知られているように、笑いは副交感神経を優位にさせ、免疫力を高める効果があります。

ある実験によると、笑うことによって、免疫細胞の一つでガンを退治する専門部隊であるＮＫ細胞が活性化することが確認されています。笑顔を心がけることは、ガンにならない生き方にもつながるのです。

感謝の気持ちを持つことも、副交感神経が刺激され、解糖系にかたよった戦いの世界からの脱却につながります。その究極がミトコンドリア系の悟りの世界ですが、なかなかそうした気持ちになりにくいという人は、「ありがとう」「感謝します」といった言葉を意識して使うといいでしょう。

病気になっても悲観的にならず、自分の生き方を見直すよいチャンスであると前向きにとらえることはとても大事なことです。

そもそもガンになる人というのは、眉間にしわを寄せたしかめ面《つら》をしているものです。

困難に立ち向かったり、理《り》不《ふ》尽《じん》なことに対して怒りを発したりすることは生きていくうえで必要ですが、許せない思いをいつまでも引きずっていると血液ドロドロが持続し、やがてガンの世界に入り込んでしまいます。

主張をするだけしたらサッパリ気持ちを切り替え、なるべく引きずらないこと。

むずかしい面もありますが、コツがうまくつかめないうちは、①〜⑥のルールを少しずつ実行していくようにしてください。自然とミトコンドリア系が働きはじめ、笑顔も感謝の気持ちも、徐々に身についていくでしょう。

⑧生きがい・一生の楽しみ・目標を見つける

私はいまも研究生活を続けていますが、そのなかで大きな発見をしたり、気づきを得たりすることはこのうえもない喜びです。

人生のなかでこうした喜びや達成感と出会えることは、生きる力を倍加させ、さらなる意欲の源泉になるでしょう。

本書でお話ししてきた「すべての病気は適応現象である」「ガンは細胞の失敗作ではない」という生命の法則の根本も、コツコツと研究を積み重ね、自分の好きなことに打ち込んできたなかで発見できたことです。

楽しみや目標は、頭で考えて見つけられるものではありません。解糖系とミトコンドリア系――細胞に備わった二種類のエネルギーを使って様々な経験をし、試行錯誤《しこうさくご》しながら、少しずつ見つけていくものでしょう。

つらい思いをしたり、ストレスに苦しんだりすることがあるかもしれませんが、根底に生きがいや楽しみがあれば、前向きな気持ちで乗り切れます。これは健康に生きていくうえでもきわめて大事なことです。

ガンにならない生き方は、喜びや幸福感を感じる生き方につながります。病気の意味を理解し、少しずつ近づいていきましょう。

おわりに　湯たんぽで起こった体の変化から気づいたこと

本書で紹介したような新しい生命理論に気づくきっかけになったのは、忘れもしない、二〇〇八年一月一〇日の深夜のことです。

寒い冬のことでしたから布団をたくさんかけ、湯たんぽをして眠っていました。

普段ならばぐっすり朝まで眠れるのですが、この日はどういうわけか、ふと夜中に目をさましてしまいました。

いま思えば、この当時というのは、これまでの自分の理論に漠然とした疑問が芽生えていた時期だったような気がします。根本は間違っていないとしても、まだ何かが足りないという気がしていたのです。

それが睡眠に影響していたのかどうかわかりませんが、ぼんやりした状態でふと湯たんぽを置いていた皮膚の一帯を見ると、とても薄くなっているのに気づきました。また、それだけでなく股間もあまり元気がありません。

おそらく、普段ならば見過ごしてしまうようなことだったでしょう。

ただ、私はこの現象がとても気になり、眠れないまま体の変化の理由について考えていくうち、大きな気づきを得ることができたのです。

それは、現象面だけいえば、温めることでミトコンドリア系の働きが元気になり、逆に解糖系の分裂が止まってしまったということ――。

温めてミトコンドリアを元気にすることは健康の秘訣ですが、股間を見るかぎり、解糖系がまったく不要ともいえなくなります。股間、すなわち精巣で作られる精子は、分裂によって増えるわけですから……。

もっといえば、解糖系の分裂はガンの増殖も引き起こします。ミトコンドリア系が後退して、解糖系エネルギーが優位になることでガン化がうながされる……本書で紹介したワールブルク効果をつきつめていけば、そうした結論が得られます。

この現象だけ切り取ると、解糖系の働きは悪者になってしまいますが、果たしてそんなとらえ方でいいのだろうか？　いや、解糖系を悪者にしてしまえば、そもそもガンになることも悪いということになってしまう。しかし、私たちの体で起こることはすべて必然であり、そこには必ず生命の知恵がある……。

私がこれまで見出してきた生命観に立てば、細胞をガン化すらさせる解糖系の働きにも何か深い意味が隠されているのではないか――私はそのとき初めて、ガンも一つの適応現象であることに気づいたのです。それは感動に満ちた、とても深い気づきでした。

解糖系が優位になるのは、低酸素・低体温の条件下です。それは病気を生み出す条件でもありますから、体を温め、ゆったりと呼吸をして、好気性のミトコンドリアを元気にしてあげることが大切になります。

しかし、そのことばかりに目が向けられてしまうと、今度はコインの裏側、病気になることの本当の意味が見えなくなる。すると、病気は悪いものだ、だから取り除かなければいけない、という現代医療の思考法から脱却できないでしょう。

病気になる原因は、本書で解説してきたように、低酸素・低体温という「たった二つの原因」によります。低酸素・低体温から抜け出す方向で生き方を変えていけばガンも治癒しますし、生活習慣病も改善されていきます。

それは間違いありませんが、忘れてはならないのは、それが適応現象であったということ。すなわち、必要であったからこそ生じたのです。

この深い気づきを得ることで、私たちは本当のバランス感覚が手に入れられます。生きることのすばらしさ、あるいは、プラスとマイナス、陰と陽で成り立っているこの世界の本質を肌で感じられるようになるでしょう。

そして、その気づきは、自分自身の生き方に反映させていけるものです。誰かに教えてもらう、誰かに治してもらうというこれまでの不自由な生き方から脱却し、自分の人生を切り開いていける知恵にもなります。

医学を過大評価して、すべての答えを現代医学の体系のなかに見つけようとする人は、本書を参考にして、生き方の見直しを図ってください。病気になる理由は「たった二つの原因」にあります。そこから抜け出す方法も、本来、誰もが実践できるとても簡単なものなのです。

食事や運動にこだわっている人も、それを否定する必要はありませんが、大前提として、つねに生き方のバランスに目を向けることです。

多くの人がこのバランスに気づけば、きっと社会も変わります。ガンはありふれた病気の一つになり、医療のあり方も大きく変化するでしょう。

本書が皆さんの意識の変化をうながし、もっと楽に、元気に生きるきっかけになることを願っています。

二〇一〇年七月

安保《あぼ》徹《とおる》

主な参考資料

論文

1 Warburg, O. "On the origin of cancer cells" *Science* 123: 309-314, 1956.

2 Weinhouse, S. On respiratory impairment in cancer cells. *Science* 124: 267-269, 1956.

3 Sagan, L. On the origin of mitosing cells. *Journal of Theoretical Biology* 14: 225-274, 1967.

4 Sagiyama, K., Tsuchida, M., Kawamura, H., Wang, S., Li, C., Bai, X., Nagura, T., Nozoe, S. and Abo, T. Age-related bias in function of natural killer T cells and granulocytes after stress: reciprocal association of steroid hormones and sympathetic nerves. *Clin. Exp. Immunol.* 135: 56-63, 2004.

5 Tsuchida, M., Nagura, T., Bai. X., Li, C., Tomiyama-Miyaji, C., Kawamura, T., Uchiyama, M. and Abo T. Granulocytic activation and reciprocal immunosuppression induced by dehydration: relationship with renal failure. *Biomed. Res.* 25: 171-178, 2004.

6 Li, C., Bai, X., Wang, S., Tomiyama-Miyaji, C., Nagura, T., Kawamura, T. and Abo, T. Immunopotentiation of NKT cells by low-protein diet and the suppressive effect on tumor metastasis. *Cell. Immunol.* 231: 96-102, 2004.

7 Abo, T., Kawamura, T. and Watanabe, H. Immunologic states of autoimmune diseases. *Immunologic Res.* 33: 23-34, 2005.

8 Ariyasinghe, A., Morshed, S.R.M., Mannoor, M.K., Bakir, H.Y., Kawamura, H., Miyaji, C., Nagura, T., Kawamura, T., Watanabe, H., Sekikawa, H. and Abo, T. Protection against malaria due to innate

immunity enhanced by low-protein diet. *J. Parasitol.* 92: 531-538, 2006.

9 Ren, HW., Shen, JW., Tomiyama-Miyaji, C., Watanabe, M., Kainuma, E., Inoue, M., Kuwano, Y. and Abo, T. Augmentation of innate immunity by low-dose irradiation. *Cell. Immunol.* 244: 50-56, 2006.

10 Abo, T., Kawamura, T., Kawamura, H., Tomiyama-Miyaji, C. and Kanda, Y. Relationship between diseases accompanied by tissue destruction and granulocytes with surface adrenergic receptors. *Immunologic Res.* 37: 201-210, 2007.

11 Tomiyama-Miyaji, C., Watanabe, M., Ohishi, T., Kanda, Y., Kainuma, E., Bakir, H.Y., Shen, JW., Ren, HW., Inoue, M., Tajima, K., Bai, X. and Abo, T. Modulation of the endocrine and immune systems by well-controlled hyperthermia equipment. *Biomed. Res.* 28: 119-125, 2007.

12 Watanabe, M., Tomiyama-Miyaji, C., Kainuma, E., Inoue, M., Kuwano, Y., Ren, HW., Shen, JW. and Abo, T. Role of *α*-adrenergic stimulus in stress-induced modulation of body temperature, blood glucose and innate immunity. *Immunol. Lett.* 115: 43-49, 2008.

13 Tachikawa, S., Kawamura, T., Kawamura, H., Kanda, Y., Fujii, Y., Matsumoto, H. and Abo, T. Appearance of $B220^{low}$ autoantibody-producing B-1 cells at neonatal and older stages in mice. *Clin. Exp. Immunol.* 153: 448-455, 2008.

14 Kainuma, E., Watanebe, M., Tomiyama-Miyaji, C., Inoue, M., Kuwano, Y., Ren, HW. and Abo, T. Proposal of alternative mechanism responsible for the function of high-speed swimsuits. *Biomed. Res.* 30: 69-70, 2009.

15 Ohishi, T., Nukuzuma, C., Seki, A., Watanebe, M., Tomiyama-Miyaji, C., Kainuma, E., Inoue, M., Kuwano, Y. and Abo T. Alkalization of blood pH is responsible for survival of cancer patients by

mild hyperthermia. *Biomed. Res.* 30: 95-100, 2009.

16 Kainuma, E., Watanabe, M., Tomiyama-Miyaji, C., Inoue, M., Kuwano, Y., Ren, HW. and Abo, T. Association of glucocorticoid with stress-induced modulation of body temperature, blood glucose and innate immunity. *Psychoneuroendocrinol. In press.*

17 Shen, JW., Ren, HW., Tomiyama-Miyaji, C., Watanabe, M., Kainuma, E., Inoue, M., Kuwano, Y. and Abo, T. Resistance and augmentation of innate immunity in mice exposed to starvation. *Cell. Immunol.* 259: 66-73, 2009.

書籍

1. Luckey, T.D.『*Hormesis with Ionizing Radiation*』CRC Press, 1980
2. T・D・ラッキー『放射線ホルミシス2』ソフトサイエンス社、1993
3. ニック・レーン『ミトコンドリアが進化を決めた』みすず書房、2007
4. 瀬名秀明、太田成男『ミトコンドリアのちから』新潮文庫、2007
5. 田宮信雄、他『ヴォート生化学（上）（下）』東京化学同人、1992～95
6. 河野重行『ミトコンドリアの謎』講談社、1999
7. 黒岩常祥『ミトコンドリアはどこからきたか　生命40億年を遡る』日本放送出版協会、2000
8. 林純一『ミトコンドリア・ミステリー　驚くべき細胞小器官の働き』講談社、2002
9. 瀬名秀明、太田成男『ミトコンドリアと生きる』角川書店、2000
10. 内海耕慥、井上正康監修『新ミトコンドリア学』共立出版、2001

11. 黒木登志夫『健康・老化・寿命　人といのちの文化誌』中央公論新社、2007
12. 大山隆監修『ベーシックマスター　生化学』オーム社、2008
13. アルドルー・H・ノール『生命最初の30億年　地球に刻まれた進化の足跡』紀伊國屋書店、2005
14. 石川統、他『シリーズ進化学3　化学進化・細胞進化』岩波書店、2004
15. ロバート・A・ワインバーグ『がんの生物学』南江堂、2008
16. ロバート・A・ワインバーグ『裏切り者の細胞　がんの正体』草思社、1999
17. 安保徹『医療が病いをつくる　免疫からの警鐘』岩波書店、2001
18. 安保徹『免疫進化論』河出書房新社、2006
19. 安保徹『病気は自分で治す　免疫学101の処方箋』新潮社、2006
20. 入來正躬『体温生理学テキスト～わかりやすい体温のおはなし～』文光堂、2003
21. NHK取材班『生命　40億年はるかな旅1～5』日本放送出版協会、1994～95
22. 井上正康監修『サイトプロテクション　生体防御機構の源流を探る』癌と化学療法社、2002
23. ピーター・D・ウォード『恐竜はなぜ鳥に進化したのか　絶滅も進化も酸素濃度が決めた』文藝春秋社、2008

著者略歴

安保徹（あぼ・とおる）

一九四七年、青森県に生まれる。医学博士。新潟大学大学院医歯学総合研究科、免疫学・医動物学分野教授。一九七二年、東北大学医学部卒業。米国アラバマ大学留学中の一九八〇年、「ヒトNK細胞抗原CD57に関するモノクローナル抗体」を作製、「Ｌｅｎ－７」と命名。一九八九年、「胸腺外分化T細胞」を発見し、一九九六年には「白血球の自律神経支配のメカニズム」を解明するなど、数々の大発見で世界を驚かせる。
著書には『病気は自分で治す』（新潮社）、『免疫革命』（講談社インターナショナル）など、共著に『ガンが逃げ出す生き方』『病気が逃げ出す生き方』（以上、講談社）などがある。二〇一六年、死去。

人《ひと》が病気《びょうき》になるたった2つの原因《げんいん》
低酸素《ていさんそ》・低体温《ていたいおん》の体質《たいしつ》を変《か》えて健康長寿《けんこうちょうじゅ》！

二〇一〇年　七　月二九日　第　一　刷発行
二〇二四年　八　月　二　日　第一三刷発行

著者――安保《あぼ》　徹《とおる》
カバー写真――渡部純一
装幀――川上成夫

発行者――森田浩章　**発行所**――株式会社講談社
東京都文京区音羽二丁目一二―二一　郵便番号一一二―八〇〇一
電話　編集〇三―五三九五―三五三二　販売〇三―五三九五―四四一五　業務〇三―五三九五―三六一五

印刷所――株式会社新藤慶昌堂　**製本所**――株式会社国宝社

落丁本・乱丁本は購入書店名を明記のうえ、小社業務あてにお送りください。送料小社負担にてお取り替えします。
なお、この本の内容についてのお問い合わせは第一事業本部企画部あてにお願いいたします。

ISBN978-4-06-216395-8
定価はカバーに表示してあります。